@ER×ICU
めざせギラギラ救急医

著
薬師寺泰匡
岸和田徳洲会病院救命救急センター医長

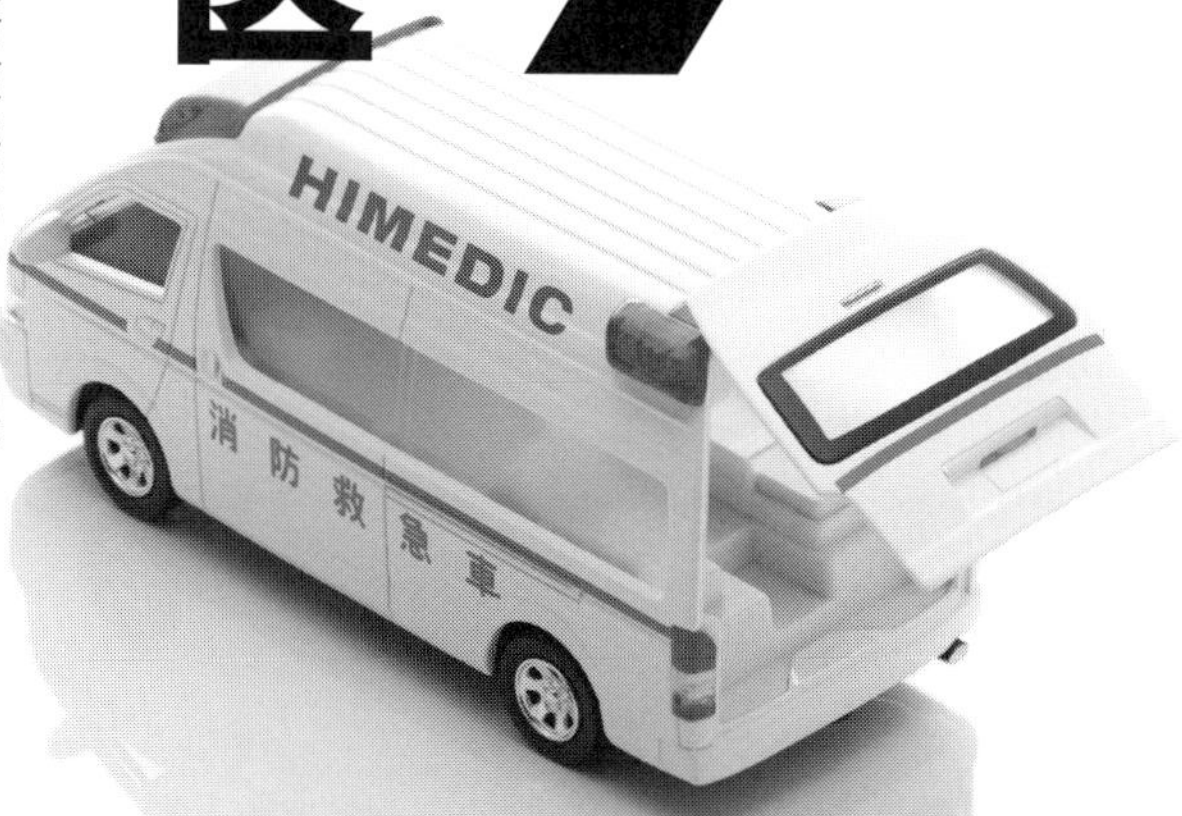

はじめに

「救急医ってどんな人ですか?」って質問されたら、返答に窮してしまう国。それが日本ではないかと思います。テレビドラマや映画を観ていても、みんないろんなことをやっていて、どうも実態が掴みにくい存在かもしれません。しかも、救急車で病院に搬送されたら必ず救急医がいるかといったらそうでもないのが現実なので、余計に実感しにくい状況です。おそらく救急医に対するイメージは医学生や医師の間ですらあいまいで、ＥＲ医だとか救命医だとか、分類しはじめたら余計に混乱して、ついつい関西弁で「どないやねん」と突っ込みたくなる気持ちがふつふつと沸いてくることと思われます。

この本がそういった疑問(ツッコミ?)に対する答えになれば最高ではありますが、とりあえず実際の救急医が毎日どんなことを考えて、どんな仕事をしているのか、脚色のない等身大の形をお届けしたいなと思っています。自分は救急医としては若手で、もっとこの世界にどっぷり浸かっている方や、もっともっと深く広く活躍されている方々もたくさんいらっしゃいます。それは重々承知の上ですし、$n=1$のケースレポートのようなものですので、エビデンスとしては不十分すぎます。ですから、「あぁ、こういう人もいるんだなぁ」とか、「他の人はどんな感じなのかなぁ」といった、興味の入口にして頂ければ幸いです。

というわけで、この本の読者として想定しているのは、これから救急医療に関わりたいと思っている人、医学生や医学生になろうと思っている人、救急医療に興味がある人、救急医がどんな人なのか興味がある人です。それ以外の人は置いてけぼりになるかもしれませんが、本書を日本の救急医療はどうなっているのか、これからどうなるのかということを考えるきっかけにでもして頂き、あとはヤギの餌にでもして下さい。救急に興味が持てなくても、この本のおかげでヤギの生態には興味が持てるかもしれません(消化できないので本当はダメですよ)。もし「救急医になってもいい、是非なりたい」という方がいらっしゃいましたら、日本救急医学会が「救急医をめざす君へ」というウェブサイトをつくっているので、是非参考にして下さい(qqka-senmoni.com)。僕以外の救急医の生き方などにも触れられます。いつか救急医として一緒に頑張りましょう!

さて、ここまで読んで頂いて、救急医について書かれた本なのだということをご理解頂けたのではないかと思います。しかし「それにしても〝ギラギラ救急医〟ってなんやねん」という疑問がまだ残っていることでしょう。タイトルの〝ギラギラ救急医〟ですが、テレビドラマにもなった『きらきら研修医』へのオマージュみたいなものです。高校を卒業するときの卒業アルバムに「君の目はいつもキラキラしていて……」と担任教諭が書いてくれたすぐ横に、同級生が「あなたの目はいつもギラギラしていて……」と書いてくれたのが記憶にあり、じゃあ僕はギラギラ研修医だなということで、同名のブログを書いていました。そして初期研修が終わって、救急医として歩みはじめたのを契機にギラギラ救急医になりました。決して脂ぎっているわけではございません。いつでも前向きに、目をギラギラ輝かせて日々過ごしているつもりです。もちろん、「そんなもんめざしたくないわ」ということでしたら、キラキラ救急医をめざして下さい。

いろいろ書きましたが、肩の力を抜いて気軽に読んで頂ければと思います。それでは、あまり誰も教えてくれなかったリアル救急医の世界をお楽しみ下さい。

２０１７年10月　薬師寺泰匡

目次

第1章　救急医療の枠組み、救急医の仕事について

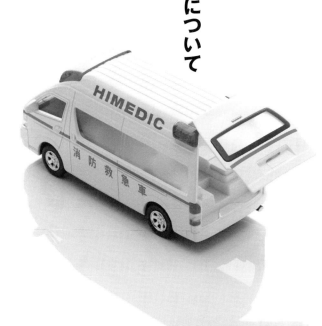

救命救急センターってどんなところ？

救急医です

この本を手にとって頂いてありがとうございます。救急医、薬師寺泰匡です。

僕は今、岸和田徳洲会病院の救命救急センターで働いています。「岸和田」と「徳洲会」というインパクトのある単語に負けそうになりますが、僕が言いたいのは救命救急センターで働いているということです。この本の題名の通り、ER（emergency room：救急室）とICU（intensive care unit：集中治療室）を行ったり来たりしながら、救急患者さんの対応をしています。すんなりと「へぇ」と思う人もいるかもしれませんが、救命救急センターやERって何なのかと聞かれて即答できる人は少ないと思います。日本のテレビドラマで取り扱われたり、漫画に出てきたりすることもありますが、いまいちイメージ先行で何をしているか具体的に伝わっていない部分もあるかもしれません。この書籍を通して、救急医ってどんな人なのか、どんなところで働いて、どんな仕事をしているのかということが伝わればいいなと思っています。

救命救急センターって？

救命救急センターは三次救急医療機関であるという言い方をすると、構造が理解しやすいかと思います。というわけで、まず日本の救急システムについて述べたいと思います。

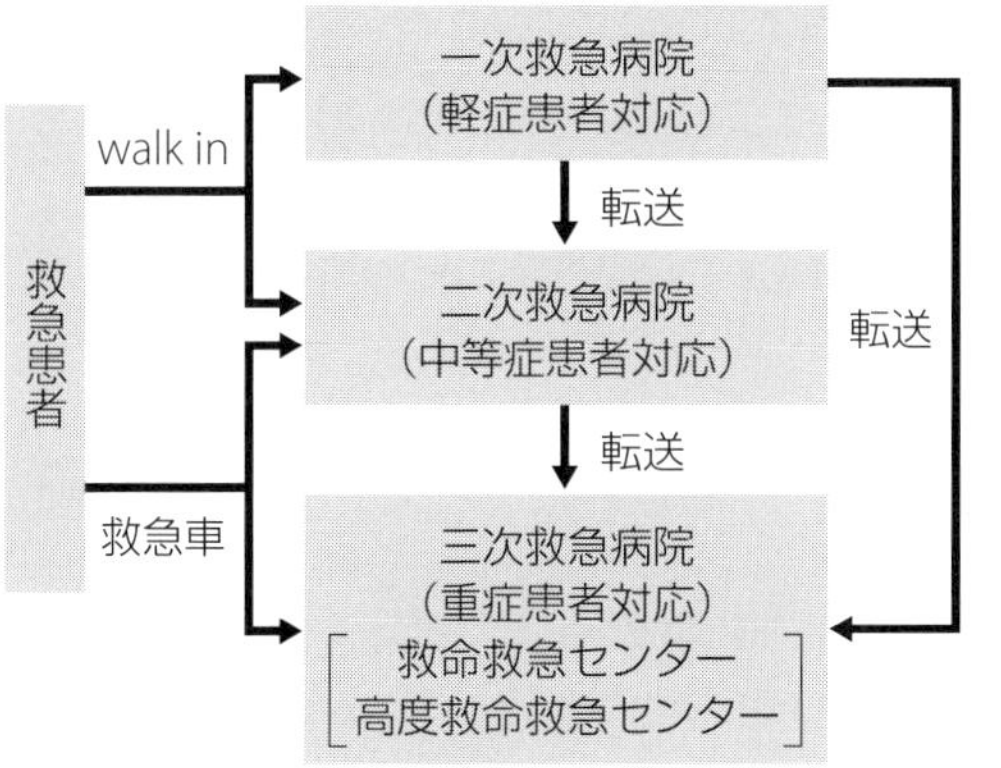

図1 ◉ 従来の日本の救急システム
（文献1より転載）

日本の救急システムでは一次と二次と三次にわけられます。一次救急は軽症患者（帰宅可能患者）に対する救急医療。二次救急は中等症患者（一般病棟入院患者）に対する救急医療。三次救急は重症患者（集中治療室入院患者）に対する救急医療といった具合に分類されます。そして一次救急医療機関、二次救急医療機関、三次救急医療機関と、それぞれの機能に合わせた病院群にわかれています（**図1**）[1]。

一次救急医療機関に行って入院が必要だと判断されれば二次救急医療機関へ紹介転送となり、集中治療が必要な重症病態と判断されれば、三次救急医療機関（救命救急センター）へ

表1 ◉ 救命救急センターの運営方針

(1) 救命救急センターは、原則として、重症及び複数の診療科領域にわたるすべての重篤な救急患者を24時間体制で受け入れるものとする。
(2) 救命救急センターは、初期救急医療施設及び第二次救急医療施設の後方病院であり、原則として、これらの医療施設及び救急搬送機関からの救急患者を24時間体制で必ず受け入れるものとする。
(3) 救命救急センターは、適切な救急医療を受け、生命の危険が回避された状態にあると判断された患者については、積極的に併設病院の病床または転送元の医療施設等に転床させ、常に必要な病床を確保するものとする。
(4) 救命救急センターは、医学生、臨床研修医、医師、看護学生、看護師及び救急救命士等に対する救急医療の臨床教育を行うものとする。

（文献2より引用）

転送となるわけです。地域の最重症患者さんの治療を行う施設という認識で間違いないと思います。

それではそんな救命救急センターですが、いったいどんなことをしているのでしょうか。厚生労働省は救命救急センターの運営方針を表のように定めています（**表1**）[2]。

確実に重篤な患者さんを受け入れて治療し、かつその過程で医学教育も行って下さいということです。重篤な患者さんとは生命に差し迫った危機がある患者さんのことです。具体的には、重要臓器の機能不全があり生命維持が困難な状況に陥っている人のことを言います。脳、肺、心臓、肝臓、腎臓、腸管などの機能不全がある場合に、それらの臓器のサポートを行いつつ、救命につなげることを主な生業としています。脳機能が担保されなければ各臓器への命令が行かなくなるので、全身の臓器管理をしつつ、頭蓋内圧の管理や脳保護も行います。肺の機能が低下していれば人工呼吸器のサポートにより自己修復を待ち、それでもダメなら体外循環による酸素化を行い、心臓機能が落ちていればカテコラミンの投与により心機能のサポートを行い、立ち行かなくなれば、やはり体外循環によるサポートを行います。肝臓が機能しなければ必要蛋白の調節を行ったり、腎臓が機能しなければ人工透析によるサポートも行ったりするのです。世の中ではこれを「集中治療」と呼びます。臓器サポートに加えて原疾患の根治をしなくてはなりませんから、外科的介入も内科的介入も必要になります。開頭血腫除去や脳血管内治療、心臓血管外科手術や心臓血管のカテーテル治療、外傷であれば各臓器の止血、修復、切除など。これらの根治術＋集中治療がいつでも可能な施設を救命救急センターと呼ぶわけですね。そして集中治療を行うところがＩＣＵです。

救命救急センターは、救急・集中治療医が核となり、院内の各科と連携して運営するタイプと、各科のスペシャリストが集結してグループ内で治療を完結するタイプにわけられます。当院は前者のタイプです。また内科系emergencyに力を発揮する施設もあれば外傷診療に特化した施設もあり、ドクターヘリを飛ばしたり、ドクターカーを積極的に運用している施設やそうでない施設があったり、様々なタイプの施設が存在しています。そのため、余計に救命救急センターの仕事がイメージしにくくなっているかもしれません。いろいろな形があってよいと思いますし、地域のニーズに合った形がより適切でしょうから、仕事のイメージが固定化していないということはむしろよいことなのではないかとさえ思います。というわけで大変申し訳ないのですが、イメージは流動的なまま、なんとなくぼんやりと急性期重症病態を中心に扱っている場所だと思っておいて下さい。

文献

（1）日本救急医学会　ＥＲ検討委員会ウェブサイト［http://www.jaam.jp/er/public/public_faq.html］
（2）厚生労働省医政局：救急医療対策事業実施要綱（参考資料10）.

ERってどんなところ？

続いてERについて説明します。ERって聞いたことはあるけど、何のことかわからないという人がほとんどだと思います。ERはそもそもemergency roomの略ですが、近年は救急医療のひとつのシステムを示す言葉となりました。前述の通り、日本では一次と二次と三次にわけた救急医療システムが確立されており、救命救急センターではそれぞれの地域のニーズに合った形態を取りつつ、重症もしくは緊急度の高い三次救急患者さんの治療に当たっているというのが現状です。基本的にはこれでうまくいくのですが、問題点が存在しないわけではありません。たとえば、救急受診しようかと思ったとき、救急車を呼ぶかwalk-inで受診するかを選択するのは患者さん自身になります。今自分に入院が必要かどうかを判断することに確固たる自信を持つ人はそういないと思います。本来なら三次救急医療機関での加療が適切と考えられる人ですら、walk-inで受診することも往々にしてあります。もう1つの問題として、一次救急医療機関（休日夜間診療所など）、もしくは二次救急医療機関で救急専門医が最前線で勤めていることはきわめて稀ということが挙げられます。日本においては救急車対応や時間外外来対応は、各診療科の医師が普段の診療に加えて、それぞれの努力により救急医療を補完し成り立たせて頂いている状況です。普段の診療もかなり大変でしょうから、自らの専門外の疾患にまで幅広く精通し、かつ夜間も喜び勇んですべての患者を受け入れて診療するという医師はかなり少数派だと思います。多くの病院では内科系医師であれば内科系救急を、外科系医師であれば外科系救急を担当しているというのが現状です。それでは、休日夜間診療所にかかろうと思ったときが、排便後に失神して転倒し、頭がぱっくり割れて出血しているというような状況だったらどうしましょうか。内科にかかりますか？　外科にかかりますか？　非常に難しいですよね。そこでＥＲというものが脚光を浴びてきました。

　脚光を浴びていると僕は勝手に思っているのですが、ＥＲ診療と言ってもピンとこない人が、もしくは日本のテレビドラマの救急医をなんとなく想像したりする人が多いのではないかと思います。というのも、おそらく今のところ日本で本当のＥＲ型救急をテーマにしたテレビドラマはないはずです。また漫画でもＥＲ型救急を主人公に置いたものは知る限りありません。そのため、やはり一般には浸透していない考え方かもしれません。ＥＲ型診療は北米の救急システムに習って確立された経緯から北米型ＥＲシステムと呼ばれることも多いです。まさに、米国のテレビドラマ『ＥＲ』で見られるような診療体制です。どんなシステムなのか、前述の日本の救急システムと比較してみましょう。こちら（**図1**）[1]がＥＲシステムの模式図です。

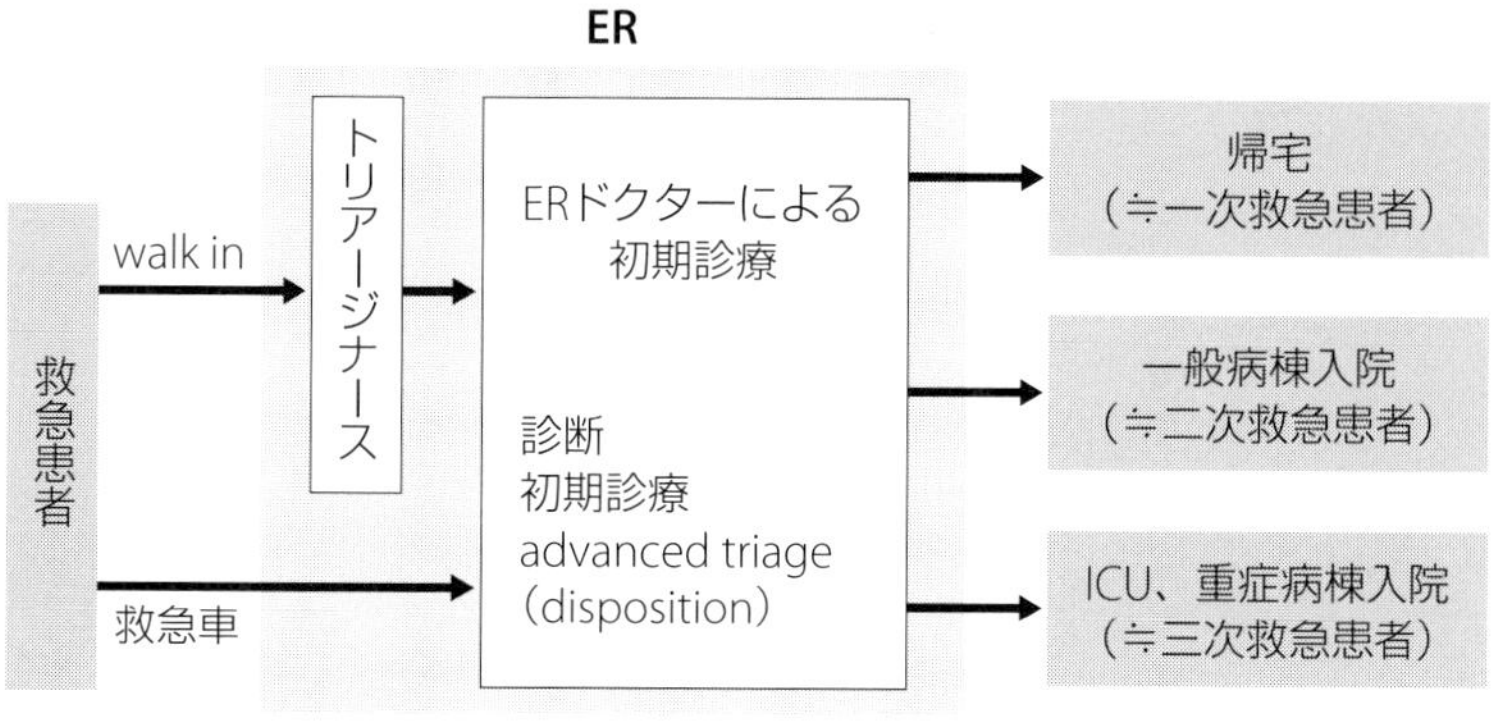

図1 ◉ ER型救急システム　(文献1より転載)

日本のもともとの救急システムと違って、一次、二次、三次という分類がなく、すべての患者さんを対象としているのがわかると思います。ERでは重症度よりも、緊急度による振りわけを重要視します。どんな方法で病院に来ようと、緊急度の高い順番にすべての患者さんに対応するのがER医の仕事です。死が差し迫っているかどうかはもちろん患者さんには判断がつかないので、看護師により外来患者さんの緊急度の判定が行われるのですが、これをERでのトリアージと呼びます。とりあえず「来て下さい」ということで来て頂いて、ER医は緊急性が高い順に患者さんの診察をします。そして、緊急に処置が必要であれば行い、必要なければその場で処方などをして帰宅の判断をします。もしさらに追加で他の診療科の介入が必要であれば協力要請をしたり、入院が必要であれば、この際も協力要請をしたりします。基本的にER医は入院診療には関わらず、ER内での医療に責任を持つ立場にあります。自院で解決困難であれば、転院加療の交渉を行います。

このように書くと、必ず「ＥＲ医は他の医師と何が違うのか？」といった質問が来ます。日本では前述の通り、多くの医師が実際に救急診療に携わっており、日々寝る時間を削って救急に対応しています。というわけで当然の疑問だと思います。たまに「みんなやっていることをやっているだけで専門性がない」とまで言われることもあります。まぁ、僕らを見てどう思うかなんて他人の自由なので、どう言われようとなんとも思わないのですが、おそらく多くのＥＲ医がプライドをかけて実現しようとしていることは、「すべての救急患者さんに適切な対応をする」ということに尽きます。現状の日本の救急システムでは、患者さんがどこの病院にかかってよいかわからないという問題や、救急搬送しようとしたときに「重症だから診られません」とか、「○○科の医師がいないのでごめんなさい」とか、そういった形でお断りが発生することがしばしばあります。言い方は悪いですが、病院側が患者さんを選んでしまっています。ＥＲというシステムは、こういったことを解消するためのシステムです。そういうわけで、ＥＲってどんなところかと聞かれたら、「すべての救急患者さんの対応をするところです」という答えになります。そのため、ＥＲ医には軽症から重症まで、外科系救急から内科系救急まで、幅広く対応する力が求められます。

先ほど例に挙げた排便後に失神して転倒し、頭がぱっくり割れて出血しているというような患者さんであれば、意識という重要なバイタルサインが障害されたわけですから、来院されたらなるべく早急に対応が必要ということで、優先順位が高いほうへトリアージされます。そして実際の診察では、生命を脅かすかもしれない頭蓋内病変がないかということを確認しつつ頭部の創処置を行い、失神についての診察を行います。失神の原因も、慢性的な出血などによる循環血漿量減少が背景にあるかもしれませんし、見逃してはならない不整脈や弁膜症が背景にあるかもしれません。これに頭蓋内の外傷性変化まで合併していたら、どこから手をつけてよいやらということになってきます。ＥＲ医はまず危機的状況の回避を行い、詳細な身体診察を通して治療の優先順位を判断して解決の努力をします。もし自身で解決できなければ各科の介入を依頼しますが、翌日受診でよければそのように指示します。今すぐ介入はいらないが経過観察をしたほうがよいということになれば、ＥＲ内で一晩様子を見てから自院の他科外来へ、もしくは他院に紹介ということもします。ＥＲではこのように、トリアージ、診察、緊急的な処置とトータルマネジメントを繰り返しています。なんとなくイメージが湧きましたかね？

文献

（1）日本救急医学会　ＥＲ検討委員会ウェブサイト [http://www.jaam.jp/er/public/public_faq.html]

ERが発展しなかったわけ
――日本の救急医療体制の歴史――

ここまでERについて述べてきました。ところでみなさん、いつでもどんな状態でも診察してくれるERを保有する施設をいくつご存知でしょうか？　実はこのシステムが確立されている医療機関は、救急医療機関の中でもかなり少数です。徐々に増えつつありますが、大阪府内でも数えるくらいしかありません。僕自身、ERって素晴らしいシステムだと思っていますし、患者さんにとってみれば、「あそこに行ったらなんとかしてくれる」という頼もしい場所です。ではなぜこのシステムは日本で発展しなかったのでしょうか？日本に救急診療体制が根付いたのは実はごく最近の話です。そしてERに限らず、救急専従で働く医師の数自体が少ないというのが現状です。米国では数万人の救急医がいると言われていますが、日本ではおそらくその1／10程度です。どうしてこのような状況となったかを知るために、少し日本の救急の歴史を振り返りたいと思います。

日本における救急診療体制の夜明けは、昭和6年（1931年）までさかのぼります。このとき、日本で初めての救急車が日本赤十字社大阪支部に配備されました。救急搬送の歴史は民間救急車から始まったわけです。それから2年後、消防機関が初めて救急車を配備したのが昭和8年（1933年）で、神奈川県警察部（現・神奈川県警察本部）に属する横浜市山下町消防署（現・横浜市消防局中消防署山下町出張所）が管轄することになりました。当時、消防は警察の一部だったのです。戦後、昭和23年（1948年）に消防と警察が分離され、この年に「災害により生じた傷病者の搬送」が消防法に規定されます。しかし救急診療体制が形作られたのはもっと後のことになります。

昭和38年（1963年）に消防法が改正され、傷病者の搬送が救急業務として市町村に義務づけられました。このときが日本の救急診療体制の始まりと言えるでしょう。この頃、日本は交通事故の増加を受け、なんとか負傷者を適切な医療機関に迅速に収容しなくてはならないという状況にありました。搬送する体制だけ整えてもしかたありませんから、受け入れ医療機関を整えるため、昭和39年（1964年）に厚生省令により救急告示医療機関の制度が導入されました。このとき、日本の救急医療の確立は多発する外傷患者の診療が目的でした。なるべく多くの医療機関を体制に取り込もうと、救急告示医療機関の申請を募集し、全国各地の外科系の医療機関が応募しました。結果として、日本の救急告示医療機関は民間の外科系医療機関が多くを占めることになります。

重症外傷患者の診療は時に複数の臓器にまたがるため、複数科の介入が必要になることも稀ではあり

表1 ◉ 救急医療体制

初期救急医療体制	主に地域の急病対策。市町村が設置する休日夜間急患センターと地区医師会が実施する在宅当番医制から構成。主に入院を要しない患者を対象とする。
二次救急医療体制	内科系・外科系の疾患について入院を要する患者を対象とする。総合病院や救急病院、共同利用型病院（医師会病院など）で病院群輪番制を敷いて対応。
三次救急医療体制	生命に危険のある重症患者の医療を行うもので、救命救急センターや大学の救急部で構成。

（文献1より）

ません。中小の救急告示医療機関だけでは対応できず、昭和42年（1967年）の大阪大学特殊救急部の立ち上げ後、重症外傷や様々な診療科の同時介入が必要な重症救急疾患への集中的な対応をめざす動きも出てきました。先人たちの努力のおかげで救命治療のノウハウが築かれ、高度救命に特化した救命救急センターが各地につくられていくきっかけとなったのです。こうして外傷診療に対応していく一方で、社会では人口増と核家族化が進み、内科、小児科の急病患者も増えていきました。なかなか外科系の中小病院や、高度救命に特化した大病院でこれらすべてに対応するのは難しい状況となり、「受け入れ病院が見つからない」という、現代でもよく問題になる現象が起こり始めます。

社会の変化に対応するため、国は昭和52年（1977年）に内科系救急も含めた救急医療体制の整備をします。当時の厚生省は初期救急医療機関、二次救急医療機関、三次救急医療機関の3つにわける体制を導入しました（**表1**）[1]。現在の救急医療体制に近づいてきましたね。

さらに、昭和62年（1987年）に消防法が改正され、救急業務が小児科・内科系疾患の急病患者も搬送するということに変わりました。実は内科系救急に関しては、法的に救急業務の対象として明確に位置づけられていなかったのです。救急医療機関の施設基準についても、このときを境に内科系疾患にも対応できるものへと変わりました。現代では当たり前のように来てくれる救急車の制度、当たり前のように利用している救急病院の制度は、平成を目前にしてようやく完成したものなのです。

まとめますと、日本の救急医療体制が始まったのは昭和38年（1963年）で、このときは外傷患者への対応を主眼に、中小の外科系病院が中心となり制度設計されました。そして社会の変化とともに、徐々に内科や小児科救急への対応を広げ、重症度の多様化した傷病者については、重症度に応じた水準の救急医療機関を制定してセーフティネットを張るという制度ができてきたわけです。このような制度の変遷を見直すと、日本の救急医療は社会変革と医療体制の変化に沿う形でじんわりと発達してきたことがわかります。そして始まりが中小病院の集合で、大規模な大学病院のようなところが全科を含めた救急医療の発展を牽引したわけではありませんでした。各医師の責任で、救急は医の原点であるということで救急医療が行われ、救急医療に関わる医療機関は地域の実情に応じた様々な形態で対応してきたという歴史があるのです。行政に立て割りにされた初期救急から三次救急までを統合して、全次型の新しいシステムをつくろうというのは、社会の流れから見ても難しかっただろうと思われます。

文献

（1）丸茂裕和：日救急医会誌．2000;11(7):311-22.

参考

救急病院等を定める省令（昭和39年2月20日厚生省令第8号　昭和62年2月1日改正施行）

第1条

消防法（昭和23年法律第186号）第2条第9項に規定する救急隊により搬送される傷病者に関する医療を担当する医療機関は、次の基準に該当する病院又は診療所であつて、その開設者から都道府県知事に対して救急業務に関し協力する旨の申出のあつたもののうち、都道府県知事が、医療法（昭和23年法律第205号）第30条4第1項に規定する医療計画の内容（以下「医療計画の内容」という。）、当該病院又は診療所の所在する地域における救急業務の対象となる傷病者の発生状況等を勘案して必要と認定したもの（以下「救急病院」又は「救急診療所」という。）とする。ただし、疾病又は負傷の程度が軽易であると診断された傷病者及び直ちに応急的な診療を受ける必要があると認められた傷病者に関する医療を担当する医療機関は、病院又は診療所とする。

（1）救急医療について相当の知識及び経験を有する医師が常時診療に従事していること。

（2）エックス線装置、心電計、輸血及び輸液のための設備その他救急医療を行うために必要な施設及び設備を有すること。

（3）救急隊による傷病者の搬送に容易な場所に所在し、かつ、傷病者の搬入に適した構造設備を有すること。
（4）救急医療を要する傷病者のための専用病床又は当該傷病者のために優先的に使用される病床を有すること。

救急医の出現 ――救急医って何をする人なのか？――

救急医の歴史

さて、そんなこんなで発展してきた日本の救急なのですが、「救急医」と言われても具体的な仕事内容の想像がつかなかったり、そもそもそんな人が世の中にいることを知らなかったりする人がまだまだ世の中に多いのが事実だと思います。救急医療制度が確立され、各地で救急診療が行われているのはもちろんなのですが、依然中小の救急告示医療機関の各科医師に救急診療を頼っていることには変わりないというのが平成に入った頃の日本だったと思います。もちろん今もそうでしょう。なんとかこの制度で救急医療は担保されてきましたが、高齢化に伴い内科系救急がより増加し、また疾病も合併症により複雑化していきます。外傷で様々な診療科が協力して対応する必要が出てきたように、内科系救急でも、多岐にわたる疾患を同時に評価・介入していかなくてはならない場合も増えてきました。こうなると外科系救急から始まったシステムの拡張という形ではそれらに十分対応しきれなくなってきますし、各科医師の対応だけでは救急受け入れに限界が出ます。医療がより高度になるとともに、それぞれの診療科の中で身につけなくてはならない知識や技能はさらに多くなり、他の領域（救急診療）まで手が回らなくなっていくという背景も重なってきます。そして、救急診療のノウハウが蓄積されると同時に、救急医療に対する社会の期待も高まります。多岐にわたる疾患に広く対応し、救命が必要な緊急時には確実な処置が施せる、そして救急医療制度の担保のために、救急隊に対して適切な指導的立場を取れる人物が求められるようになりました。救急医という像がニーズに応じて徐々にできてきたわけです。

１９９０年代になると、各地で米国のＥＲ診療を学んだ救急医が救急専従で診療を始め、ＥＲ型救急が立ち上がり始めます。ここにきてようやく初期ないしは二次救急に専従するというスタイルができ始めたのです。そしてなんと20世紀の時点では「救急科」という標榜すら不可能で、救急専門医というものも存在していませんでした。それは当時の厚生省が認めていなかったからです。救急科の必要性を感じた日本救急医学会の医師が中心となり、厚生省に救急科標榜を要望しましたが、「医師は誰でも急患を診療する立場にあるから、あえて救急診療科標榜の必要性はない」ということで理解されなかったという歴史もあったようです。そのような中、昭和64年（１９８９年）から救急医学会の救急認定医の制度が始まり、その後、平成16年（２００４年）に救急専門医の認定が始まりますが、標榜科に救急科が認められたのは平成20年（２００８年）

のことでした。実は日本における「救急科医師」は21世紀になりようやく出現した、かなり新しい存在だったのです。

平成29年（2017年）現在は、救命救急センターで働いたり、ER型救急施設で働いたり、日中の救急対応を専従で行ったり、様々な働き方があるとは思いますが、救急医として一定のイメージが徐々に出来上がってきたのではないかと思います。

救急医の仕事

さて、救急医の歴史を見てきましたが、歴史が浅いこともあり、まだまだ世間に認知されていない我々です。今一度、救急医は何者かということをはっきりさせておきましょう。救急医は何をする人なのかという問いへの答えは、日本救急医学会が定義する救急科専門医の説明（23頁参考参照）が適切だと思います。

具体的にどのような仕事をしているのかということについては、現状、様々な救急医がいろいろな働き方をしていると思うので一概には言えません。ただ、個人的見解ではありますが救急医の仕事はおおむね次のように分類されるのではないかと思います。

①ＥＲ業務：診療科に関係なく、すべての負傷・疾病に対しての救急初期診療を行う。必要であれば他科と協力して対応に当たる。

②救命処置：緊急の介入が必要な場合の手術や処置を施す。

③集中治療：重症患者における全身管理を行う。

④病院前診療：メディカルコントロール体制に関わり、地域の救急医療制度を維持・発展させる。また自らもドクターカー等で現場へ駆けつけて迅速な救急診療の提供を行う。

⑤災害医療：被災地へ災害医療チームとして赴き、現場で活動するほか、広域医療搬送の調整や被災病院の支援を行う。

救急医はこれらのどこに重きを置いて働くかでいろいろな姿に形を変えますので、これだという基準みたいなものが描きにくいかもしれません。どれかだけやっている人もいるかもしれませんし、何種類かをバランスよくこなしている人もいると思います。また、医師の仕事というのは臨床だけではありません。臨床のほか、研究、教育、公衆衛生への寄与ができて、初めてその道の専門と言えるのではないかと思います。僕もER業務については教育や研究もある程度バランスよく行えているのではないかと考えていますが、集中治療分野においては臨床以外にも力を入れなくてはいけないという状況です。病院前診療についてもメディカルコントロールへ積極的に介入するようになったのは最近ですし、災害医療については自らの技能の維持に努めるのが精一杯で、他人に教育したり研究結果を公にしたりできるような段階ではありません。すべて頑張っている医師もいないことはないのでしょうが、最前線で活躍しようと思うと僕もまだまだ時間が必要です。

ともあれ、多くの救急医はこの5つの仕事の中で興味が強い分野を見出し、そこに力を注いでいます。

参考

救急科専門医は、病気、けが、やけどや中毒などによる急病の方を診療科に関係なく診療し、特に重症な場合に救命救急処置、集中治療を行うことを専門とします。病気やけがの種類、治療の経過に応じて、適切な診療科と連携して診療に当たります。

更に、救急医療の知識と技能を生かし、救急医療制度、メディカルコントロール体制や災害医療に指導的立場を発揮します。

（日本救急医学会ウェブサイトより）

第2章　救急医について

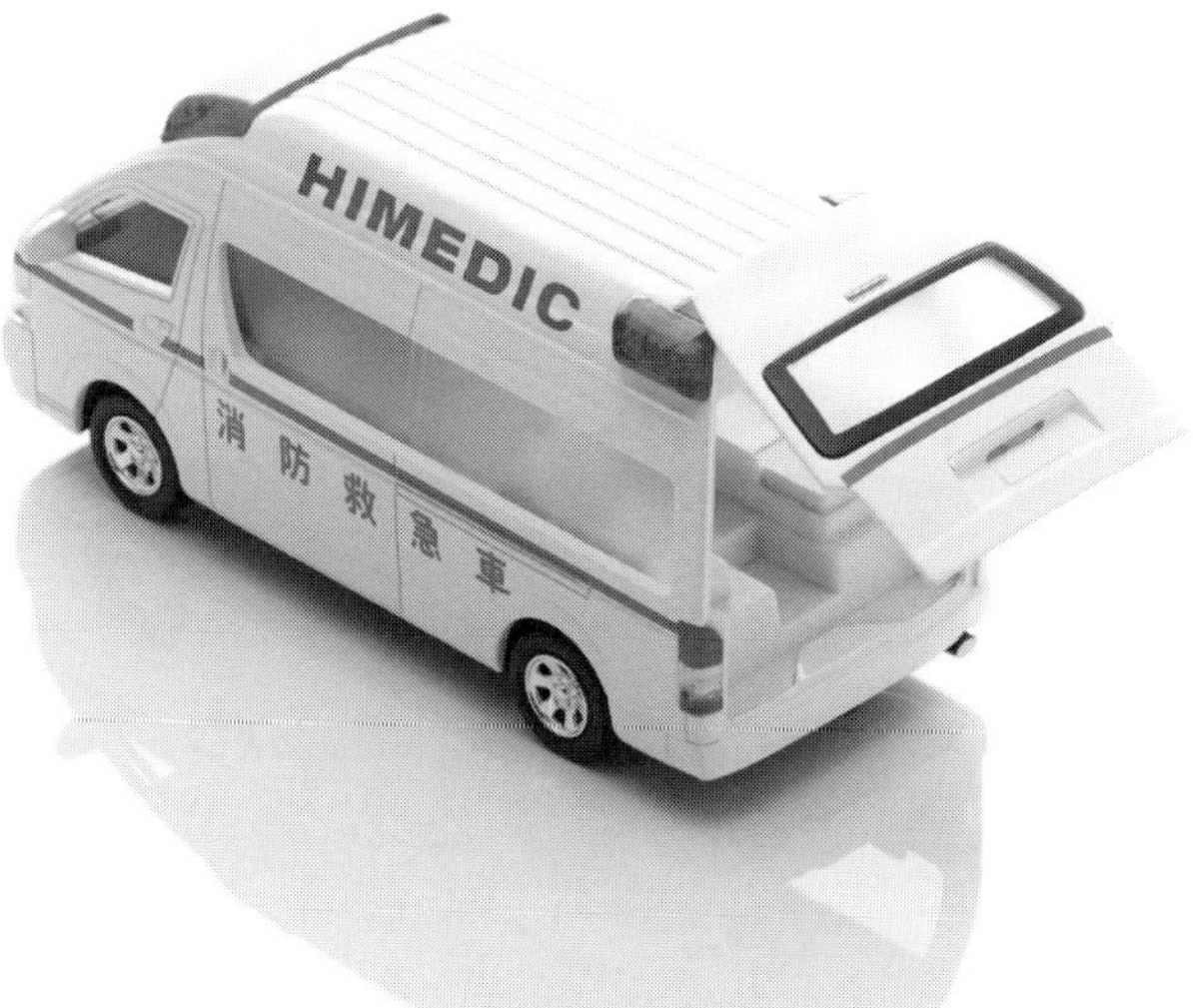

救急医になるために

ここからは、「救急医になるためにはどうしたらよいか」という話をします。兎にも角にも医師免許がなければダメですから、まずは医師国家試験に合格して下さい。どうやって医学部に……などと言い出したらキリがないので、そういったことは受験本にお任せします。

医学部医学科への入学は大変だったか？　と聞かれれば、大変でしたよ。個人的な話になりますが、僕は高校卒業後に2年間の予備時間が必要でした。そもそも高校時代は部活動（吹奏楽）ばかりやっており、当初、医学部医学科に行こうなどとはまったく思っていませんでした。決意したのは高校3年生の10月です。実のところ、ご先祖様は代々医師だったので、親戚や近所からの強いプッシュ、特に近所のおばさんやおじさんたちからの強烈なプレッシャーに耐えかねて医師になる道を選んだというのが正直な話です。ただ、やると決めたのは自分ですから、その道を選んだからには絶対に医学科に行かねばならないと奮起して勉強しました。こんな人間なので、「幼稚園の頃から医師になりたかった」とか、「中学生の頃から救急医になりたかった」などと言う人を見ると眩しくて目が開けられないのです。僕みたいな人間でも、なんとか救急医としてやっているので、もし今からでも救急医になりたいなと思う人がいたら、ぜひチャレンジして下さい。

救急医はイケメンがいい！

「どのような人が救急医として適切か？」と聞かれることがたまにあるのですが、僕はいつも「イケメンがいい」と答えています。イケメンというと、芸能人や有名人の顔をみなさんは思い浮かべるのでしょうか。ただ、「イケメン対応」という言葉が象徴するように、今イケメンは外見だけを指す言葉ではなくなりました。僕は「医者はそもそもイケメンでないといかん」と思っています。そもそもイケメンって何!?という話になってしまうのですが、世間一般とのイメージにギャップがあると、ただのホストみたいな医師を想像されかねないので、イケメン医師がどんな医師なのかを掘り下げてみたいと思います。

当然「イケメン医師」などと論文検索サイトで検索しても何も出てきません。ちなみにPubMedで「ikemen」と検索するとkemen E氏の文献が多数ヒットします。名前がイケメンすぎますよね。でもイケメンとは当然関係ない文献です。しかたがないのでWikipediaでイケメンを調べると、このような記載になっています。

〈一般的用法〉

女性目線で見て容貌が魅力的であるか、もしくは様々な要素によって「カッコイイ」と認定された男性に対して使用される。元来主観的な語であるため、無難な容姿に対するお世辞として用いられる場合も多い。また、「イケメン政治家」「イケメン弁護士」などのように、紳士的な人柄や若々しさを強調するため、職業などに冠する用法も珍しくない。

ということで、イケメン医師という表現も巷でよく聞かれます。男性だけでなく、女性も「イケてるウィメン」と表現できるわけですからイケメンであれと僕は思っています。ここでいうイケメンとは、前述のカッコイイというのもそうなのですが、「紳士的な人柄」というところを指します。まぁ、情報源がWikipediaですが……。僕の定義でいうイケメンと思って下さい。生き方で顔つきは若干変わるかもしれませんし、表情筋の変化はあるかもしれませんが、顔の形状というのは先天的な要素が多くを占めています。コントロールできないところで悩んだり、あれこれ努力したりしても非常に効果が薄いです。イケメン医師をめざすということは、内面的なイケメンをめざすということです。

さて、そういうわけでイケメン医師とは、いつでも紳士的かつ情熱的な医師だと僕は思っています。紳士的な医師というのは一般的に当然そうあってほしいものでしょうが、世の中そう、うまくはいきません。朝病院に行って通常業務をして、夜通し救急外来で働いて、また翌朝から通常業務をして……。粉骨砕身、いつでも他人のためにという医師でも、疲れてくると余裕がなくなって、紳士的な態度が崩れてしまったりするものです。たとえ患者に優しくても、同僚や救急隊にきつく当たってしまったりして、結果としてギスギスした空気がその場を支配しているようなことはよくあることです。当然円滑にいかない人間関係は、やがて患者さんの不利益となるエラーにつながる可能性も孕んでいます。「健全な魂は健全な肉体に宿る」とよく言われますが、やはり肉体的に元気でなくては紳士にはなかなかなれません。寝ていなくたって、いつもニコニコ元気で失敗しない化け物みたいな存在こそが医師だと言う人もいるかもしれませんが、医師も人間です。破綻した生活を続けると紳士的に振る舞えないばかりでなく、体も壊してしまいます。健康を推進する者が不健康であってよいはずがないのです。

近年、1人の医師が24時間365日いつでも対応という無理難題を克服するため、交代制を敷いて夜間でも新鮮な医師が勤めていられるような体制を取る病院も増えてきたように思います。ERはその先駆けでした。ERは24時間365日救急患者さんの対応をするので、1人でやると当然限界がきます。米国ではいち早くシフト制を敷いて、交代しながら常に均質な医療を提供できるような体制づくりをしてきました。日本で発展してきたERでも、交代制を敷きつつ、個人に負担がかからないようなシステムをつくっているところが出てきています。

このERという場所は、イケメン修業には大変素晴らしい環境となっています。ERはいつでもすべての救急患者さんを受け入れるのですが、これは並大抵の精神力では叶いません。完全なる受け身で、かつ受け入れたら最大限の安全を提供する場所ですから、そこにあるのは最強のホスピタリティですよね。これを担保するには、忙しいとき、しんどいときこそ冷静に、かつ前向きに周囲を牽引する明るいパワーが必要です。これがイケメンでなくて何なのでしょうか。このパワー、24時間発揮するのは難しいかもしれませんが、数時間であれば頑張ってみようかなという気になります。

「ごっこ遊び」という言い方が適切かはわかりませんが、なりきるというのはとても大事なことです。そういう存在であると思い続けて振る舞えば、そのような存在になれる可能性を人間は秘めていると思います。例としてスタンフォード監獄実験を提示します。1971年に米国スタンフォード大学心理学部で、心理学者フィリップ・ジンバルドーが行った実験で、ある人に特殊な肩書きや地位を与えると、その役割に合わせて行動してしまうことを証明しようとしたものです（この実験をもとにした映画『es』が有名です）。実験は模型の刑務所を作成して、新聞広告で集めた一般人を11人の看守役と10人の受刑者役にわけて、実際の刑務所内のルールに合わせて演じさせるものでした（実際には行きすぎた囚人管理体制で、人権的に問題があるようなものだったそうです）。最初は遠慮がちにお互いに振る舞っていたようですが、時間が経つにつれ、看守役の被験者はより看守らしく、受刑者役の被験者はより受刑者らしい行動を取るようになります。つまり、看守役はより権力を持ち攻撃的に、囚人は権力に服従し従順になりました。環境や与えられた権力によって、もともとの性格では説明がつかないような変化を起こしてしまうことが証明されたのです。

医師もある意味、権力者ですから、強く理性を保たねば攻撃的になりかねません。ERみたいな場所で、選択の余地なくすべて受け入れるという態度でいたほうが謙虚になれるだろうと思います。というわけで、ホスピタリティを大事に、昼間だろうと明け方だろうと、相手が子どもだろうと酔っ払いだろうと、いつでも最高のパフォーマンスを発揮することをめざして働くことで、いわば数時間だけイケメンになりきることで、イケメン修業をしようというわけです。

もちろん、24時間365日いつでもイケメンでいるに越したことはありませんが、数時間でも紳士的になれない人は一生紳士的にはなれません。その日のシフト中は精一杯紳士的に頑張って、次の仕事までにリセットして、また紳士的に頑張って、そうやって少しずつ患者さんや周囲のスタッフへの関わり方が変わり、気がついたらいつでも紳士的な振る舞いをするようになれるのです。なれるのですとか言っておいて、僕がいつでも紳士的かと問われると、「拙者、修行中の身でござる……」などと返答に詰まってしまうのですが。

ただまぁ、僕の友人や先輩医師にはイケメン救急医がたくさんいますし、毎日、紳士的で情熱あふれる先輩ＥＲ医の姿を追いかけ続けています。この世界はイケメンであふれているのです。

救急医に必要な能力

イケメンがいいなんて、抽象的で突拍子もないことを言い続けていると新興宗教みたいになってしまうので、もう少し具体的かつ現実的に救急医の適性について僕の考えを書いておきます。

ものすごい特殊能力がないと救急医にはなれませんか？ と聞かれたら答えは「NO」なのですが、適性というか、合う・合わないというのはあると思います。救急外来、特にERでは基本的に、外来に来た人はすべて等しく救急患者さんとして診療します。小児、妊婦、高齢者、外傷、薬物中毒、意識障害など関係ありません。犯罪者かどうか、生活保護者かどうか、独居高齢者かどうか、そんなことはどうでもよいことです。いや、どうでもよくはないですね。ちょっと対応に苦慮することもあります（診察後どうやって帰るんだというようなことなどが問題になります……）が、基本的にはそのようなことはお断りする理由にはなりません。背景因子や重症度、緊急度に関係なく、すべての人に対応するので、救急医に必要な能力は、どのような状況でも対応できる柔軟性と、どのような相手とも話ができるコミュニケーション能力、そしてとっさの決断をする瞬発力なのではないかと考えています。以下に具体的に述べていきます。

柔軟性について

どのような状況でも、というのはどのような状況かというと、たとえば10分間に5件以上の救急搬入に対応しなくてはならない場合や、重症患者さんに同時対応しなくてはならないような場合です。「どないすんねん！」という話ですが、体は1つなので、人を呼ぶとか、とりあえず順番に救命のための処置を施していくとかして、誰も死なないように優先順位をつけて診療するべく場をマネージメントします。時には搬送してきた救急隊の手を借りることもあります。さらにこういうとき、順番通り待ってくれればまったく問題ないのですが、待ち時間が長引いてイライラが募り暴力を振るう患者さんもたまにいらっしゃいます。疾病や薬物の影響で興奮されることもありますし、お酒を飲んで来られる人が多いことも原因として挙げられるかもしれませんが、医療従事者にとって救急外来は暴力にさらされやすいハイリスクな場所なのです。このようなときも暴力的な患者さん本人と他の患者さんと病院スタッフの安全を守りつつ、警察の協力も仰いできちんと対処する必要があります。正解となる対応が不明確ですし、もちろん大学でこんなことは教えてくれませんし、個別に対応していくしかないようなことですから、状況に応じて本当に柔軟に対応しなくてはなりません。たまに腹が立つことはないのか、と聞かれることもありますが、相手の怒りの原因が甲状腺機能亢進症によるホルモン異常から来る興奮だったり、痛みから来る興奮だったりすることもあります。悪いのはこの人じゃなくて疾病や傷害である、と自分に言い聞かせて頑張っています。本当にただ怒りをぶつけられることもあり、そんなときはちょっと腹が立ちますが、おそらく救急医には柔軟性とともに、いろいろなことを受け入れるおおらかさも必要なのでしょう。

コミュニケーション能力について

救急医は人間関係をうまく築ける人でないと、なかなかうまくいきません。おそらく毎日診察するのは、初めましての人ばかりで、その中で患者さん本人や患者さんの家族と信頼関係を構築していかなくてはなりませんので。中には突然のことに動揺して会話そのものが困難になる人もいらっしゃいます。空気を読むではないですが、感情に配慮しつつも、伝えねばならないことは伝えなくてはならないので、バランス感覚を養わねばならないな、と日々痛感しています。

また、うまく場をマネージメントするためには、他人を動かすことが重要になる局面もあります。結局、自分ひとりでは何もできないので、チームがどれだけしっかり機能するかということを考えます。チームというのは、病院前で言えば救急隊との関係が重要になりますし、病院に来てからは看護師をはじめとした医療スタッフ、研修医などとの関係が重要になります。さらに入院加療を他科にお願いすることが多いですから、院内のいろいろな人と良好な関係を作っておかねばなりません。救急医というとオラオラ系を想像する人が多いかもしれませんが、僕の知る救急医、特にＥＲ医はみんな優しく謙虚です。イケメンパラダイス！（またイケメンとか言ってる……）

瞬発力について

とっさの判断をしなくてはならない瞬間は多々あります。例えば気道閉塞。気管挿管をして難を逃れることができればよいですが、血管浮腫などで口腔内粘膜がパンパンに腫れていたら挿管ができません。ブジーを使ってねじ込むか、経鼻で気管支ファイバースコープを用いて挿管するか、外科的気道確保として輪状甲状靭帯切開をするか。気道閉塞となると猶予は２～３分程度です。救急医はいつでもアレコレできる準備をしておいて、最も侵襲が少なく、かつ有効な手段を選択しなくてはなりません。修羅場（と言うと、言いすぎかもしれませんけれど）を何度も乗り越えて実際に学ぶことも大事かもしれませんが、いつも様々な可能性について考えを巡らせておくことが重要になります。

処置の選択以外にも、前述の通り様々な場面で優先順位を求められることが多々あります。処置を優先すべきか、画像検査を優先すべきか。患者さんが1人であれば多少話はシンプルになるのですが、5分後に別の救急車が来るというような状況となると、条件が異なってきます。柔軟に、かつ迅速に判断していかないと、判断の遅れがそのまま生命予後に関わる場合も多々あるので、決断するということに慣れる必要があります。そのときの決断が正しかったかどうかは後々にならなければわかりません。そうするしかなかったのか、それでよかったのか、別の道はなかったのか。僕らは後からそういった症例を振り返るカンファレンスを開き、一例一例を大切に検証して、次の患者さんへつなげる努力もしています。

能力の身につけ方

それでは、これらの能力はどうやって身につけたらよいでしょうか。何か良い方法はあるのでしょうか。いやはや、そんなものがあったら僕も知りたいのですが……。先輩医師を見ていて思うのは、やはりとにかく実践することなんだな、ということです。実際に経験してみて、自分で悩んで解決しようとしたことしか自分の成長にはつながらないものです。僕の尊敬する救急医の言葉で「できない理由を探すより、どうやったらできるかを考えよう」というものがあります。大学の試験と違って、あらかじめ答えは用意されていませんから、毎回前向きにどうやったらできるかを考え続けるしかないんだろうな、と思います。ただし、成長過程とはいえ患者さんの不利益になる可能性が高い決断は避けたいところです。そういったことにならないように見守ってくれる上司がいると最高なのですが、決断のチャンスをあげるということはとても勇気のいることだと思います。僕も自分の成長はもちろん、後輩にそのようなチャンスを差し出すことができる人間にならねば、とは思うのですが、道は長そうです。柔軟に、謙虚に、決断力を磨いていきたいです。

プロフェッショナルに近づく学生時代の過ごし方

ときどき、医学生から「将来、救急医になりたいんです！」という熱い思いを聞くことがあり、とてもうれしいです。それと同時に「救急医になるために、大学時代にやっておいたらよいことはありますか？」なんていう質問も受けることがあります。

そもそも、お前はどこで医学生と接触しているのかという話ですよね。大学では学生と接するのが仕事みたいなものですから、必然的に医学生と交流することも増えるのかもしれません。しかし僕のように卒後まったく大学と関わりを持たなくなってしまうと学生との交流がなくなってしまいがちです。エネルギッシュな学生と接したり、医療界に対する無垢な視点に触れたりするのは自分への刺激にもなりますので、僕個人としては積極的に関わりを持ちたいなと考えています。学生と関わる時間は確かに限られてはいるのですが、最近では様々な勉強会に参加すると、学生が参加していることがあったり、学会に参加してくれていることもあります。また当院へ見学に訪れてくれる学生も多く、自分も各地で大学生向けに行われる病院の就職説明会などに参加しているので、結構、学生と交流する機会には恵まれているのかなと感じています。

どこかで見かけたら、気軽に声をかけて下さい。

学生時代の過ごし方

さて、学生時代の過ごし方ですが、「これでいいのかな？」と結構みんな疑問に思いますよね。他大学の学生がどうやって過ごしているかとか、自分と同じような学生がどのようにして過ごしているか、どのようなことを考えているかなどは、なかなか触れる機会がないものです。20世紀の名著に『医学生』（南木佳士著）という作品があります。僕が大学生のとき、教養の講義の中で教授から紹介された本で、この作品では等身大の４人の医学生の姿が描かれています。自分の姿を重ねながら将来に思いをはせることもできるかもしれません。

しかし時代とともに医学生を取り巻く環境も変わります。医師になるにあたって、どのような準備をしておいたらよいのか、研修医の心構えとはどのようなものか、研修先はどのようなところがよいのか、部活ばかりしていて面接で嫌われないか、英語の勉強をしておいたほうがよいのか、後期研修のことも考えなければいけないのか、読んでおいたほうがよい本はないか、外国の病院へ見学に行ったり、留学したりする必要はないのか、行っておいたほうがよい場所はないかなど、数多くの疑問が次々と出てきます。こういった疑問に誰かが答えてくれる機会はなかなか得られないものです。友人の救急医がそのような疑問に答える形で書籍を出しているのでちょっと紹介しておきます。

『医師人生は初期研修で決まる！ って、知ってた？』(志賀 隆 編著)

救急の後期研修病院としても人気の東京ベイ・浦安市川医療センターの医師が中心となって執筆したものです。先述のような疑問を抱いている学生、また学生や研修医へのアドバイスに困っている方には役立つ書籍だと思います。初期研修病院の選び方だけではなく、学生時代の過ごし方やキャリアプランの立て方など、具体的に医学生が悩みそうなことを扱っていますので、救急医を目指している人にも、そうでない人にもオススメします。

学生時代にこれをやっておく

さて、「学生時代にどのようなことをやったらいいですか?」という質問に対して、いつも僕がどう回答しているかも書いておきます。僕は「何でもいいからちゃんとやって、それを突き詰めたらいいんじゃない?」と返しています。そして「いろいろなことを体験しよう」とも伝えています。何でもよいというと拍子抜けしたような顔をされるかもしれませんが、今やっていること（勉強でも部活でも趣味でもアルバイトでも）を突き詰めたらよいと思います。何かに集中して物事を追い求められるというのは、それだけで重要なスキルだと僕は考えています。人間とは、あれこれの誘惑に負けてなかなかストイックになりきれないものですから、これはもう意図的に頑張ろうと思わなくてはダメです。そして何かを頑張っているということは、それそのものが財産になります。より良くあろうという姿勢は、自然にＰＤＣＡサイクルを回すことになりますし、自分の限界への向き合い方も身につきます。自分の人生に一生懸命になれない人は、おそらく医師として他人の人生に一生懸命にはなれないと思うので、まずは何かを頑張ってみるという姿勢が大事だと思います。

ただ、そのように言うと「頑張って無駄になったらどうするんですか？」とか、「それをやっていて意味はあるんですか？」みたいな短期アウトカムを求める質問もよく受けます。でも、意味は後から自分でつけるものだと僕は考えます。何かを頑張った経験は財産になると言いましたが、財産って活かすも殺すもその人次第ですよね。土地を持っていても枯らす人もいれば収入源にする人もいます。財産は財産、活かし方はその人次第。だからとりあえず今、やっていることを頑張って蓄財して下さい、と伝えたいです。

本当に何でもいいのか

僕は打ち込めるものなら何でもよいと本当に思っています。興味があれば続きます。なので何か好きなことに打ち込むのが健全だとは思いますが、例えばスポーツを頑張っていた学生は就職後にも学習効率が良かったり、しんどくなったときの解決法を見出すことができたりする印象です。たぶん、多くの企業などでスポーツに打ち込んでいる人が好まれる理由はそこにあるのかと思います。僕はネトゲ廃人（ネットゲームに入れ込みすぎて、現実世界に戻って来られないような状態になっている人、または、なりかけている人）みたいな人であっても、頑張ったなら何かしらスキルなり知識なりが蓄積されますから、活かしようがあると思っています。電子カルテに強くなるかもしれないし、意外と空気が読めるかもしれません。現実世界との折り合いがつかなくなって本当にネトゲ廃人になったらまずいですが、やらなくてはならないことと、やりたいこととのバランスのつけ方も就職してから必ず役に立つと思います。だから何かに打ち込んでいた人は、それが何であっても僕は尊敬しています。

いろいろなことを体験する

深める一方で、いろいろやれと言われると矛盾しているように感じるかもしれません。いろいろなことを体験しようという真意は、医学と関係のないことにも触れ合おうということです。医学生はかなり狭い社会で生きがちです。1クラス100人程度の仲間で、部活も医学部関係の部活だったりして、結局、大学内で物事が完結してしまいます。これでは自分の可能性を縮めてしまいます。

僕が大学に入学したときに、最初に言われたことが「君たちは普通じゃない。普通と思っているかもしれないけど普通じゃない。受験で言えば偏差値70程度、上位数%の普通じゃない集団。そのことを忘れないでほしい」といった感じの言葉でした。普通じゃない集団の中で常識が固まってしまうと、患者さんがどういう集団なのか見誤ってしまうというメッセージであったと今では思います。

救急で来る患者さんというのはまさに社会の縮図で、経済的背景、学力背景もまったく違えば、文化背景もまったく異なる人がいらっしゃいます。様々な人が社会に存在していることを肌で感じないことには、そういった人たちに心からのおもてなしができなくなります。世の中には生活保護を受けている人を色眼鏡で見たり、不摂生な人を見下すかのような言説がありますが、狭い世界で生きており多様性に不寛容となると、そういう態度になるのかと思います。「別にいいのでは？」なんて思われるかもしれませんが、プロとしてはどうなんだろうと思います。

プロはどうあるべきか

プロとしてどうあるべきかということについては諸説あると思いますが、医師のあり方を示すグローバルスタンダードとして「新ミレニアムにおける医のプロフェッショナリズム：医師憲章」[1]というものがあり、参考になります。

これを読むと医師としてどうあるべきかという具体的なイメージが湧き、学生のときに何をしておいたらよいかということを考えるきっかけになるかもしれません。この医師憲章は新ミレニアムにおけるヒポクラテスの誓いとも言える憲章で、３つの根本原則と10の責務を定め、根本原則は①患者の利益追求、②患者の自律性の尊重、③社会正義、からなっています[1]。社会正義の原則のところでは「医師は、人種、性別、社会経済状態、民族、宗教、その他の社会的カテゴリーに基づく医療上の差別を排除するために、積極的に活動せねばならない」とあります。

プロフェッショナルとして社会正義を発揮しようにも、自らが多様性の海に身を投げ出さなければ、これらを身につけようがありませんし活動もできません。これこそ学生のときに身につけておくべきこと、やっておくべきことなんじゃないかなと思います。学外のサークル活動やボランティア活動に参加するのもよいですし、接客業のアルバイトを通していろいろな人に触れ合うのもよいですし、海外旅行をして様々な文化に触れるのもよいと思います。いろいろな人が世の中にいるのだということを体感し、それを受け入れる過程で、プロフェッショナリズムが形成されるのではないかと思います。僕のプロフェッショナリズムもまだまだ発展途上中ですから、幅広く様々な経験をしたいと切に願っているのですが、やはり時間的制約の中でそれをするのは難しくなっています。ぜひ学生の間にいろいろなことを体験して下さい！

文献

（1）ABIM Foundation. American Board of Internal Medicine, et al:Ann Intern Med. 2002;136(3):243-6.

参考文献

● 南木佳士：医学生．文藝春秋、１９９８．
● 志賀 隆：医師人生は初期研修で決まる！って、知ってた？．メディカルサイエンス社、２０１６．

救急医の日常

21世紀になり、ようやくその存在が確立されてきた救急医ですが、どのような毎日を送り、どのような仕事をしているのでしょうか？「何の仕事をしているのですか？」と聞かれたときに「救急医です」と答えると、いまだに「救急車に乗っている人ですか？」とか「何科のお医者さんですか？」と聞かれてしまうこともあります。ちょっと悲しいですが、これが救急医に対する社会の認識なのかなと思います。しかし、「オーケストラで指揮をやっています」→「楽器は何ですか？」というくらい残念な質問なので、救急医が病院でどんなことをしているかということを具体的に発信していかねばならんな、と思っているのです。ここでは、そんな一救急医の僕が、毎日どのような生活を送っているのか、ということを紹介してみようと思います。いろいろな働き方があると書いてしまったので、自分ひとりの経験を書いてもあまり参考にはならないかもしれませんが、幸いなことに(?)これまで2つの施設の救急科で働いてきたので、それぞれの1週間を書いてみようと思います。

表1 ◉ 純粋な外来診療を中心とするER施設での毎日

	月曜日	火曜日	水曜日	木曜日	金曜日	土曜日	日曜日
0:00							
2:00							
4:00							
6:00							
8:00	引き継ぎ	小学校で心肺蘇生講習	引き継ぎ			引き継ぎ 研修医勉強会	引き継ぎ
10:00				休			
12:00				日			
14:00							
16:00	引き継ぎ	引き継ぎ			引き継ぎ		引き継ぎ
18:00			勉強会				
20:00							
22:00							

純粋な外来診療を中心とするER施設での毎日（表1）

こちらは病棟がないので、ひたすら外来診療と救急車対応を繰り返すことになります。救急科をローテートしている研修医とともに、すべての時間外患者さんと救急搬送患者さんの対応に当たります。救急車だけでも年間1万件ほど来ていましたので、病棟業務がないとは言ってもかなり濃密な業務です。

こちらの制度では基本的にはシフト制で仕事をすることになり、当直という概念がなくなります。当直ではなく、夜働くのは夜勤となります。看護師の勤務体系に近くなるかもしれません。ＥＲ医である限り、土日祝日はもちろん、昼夜関係なく患者さんを診ることになります。夜間は日中より多く救急車が来ることもありますから、見回り程度の宿直業務とはほど遠い業務になります。ただ、交代制で働くことは、常に一定の質の救急医療を提供できるという点から、患者さんにもうれしい制度だと思います。

具体的には日勤の日は朝8時に病院に行き、夜勤者から引き継ぎを行います。そして夕方までＥＲで救急対応をし、17時になると夜勤者が来るので、そこで引き継いで業務を終了します。夜勤の日は17時に出勤して翌朝まで働きます。夜間に救急車が来なければ少し寝られるかもしれませんが、そんなことは滅多にありません。そのため、夜勤の日はあらかじめ朝まで働けるコンディションにしてから出勤します。

シフト制は救急医にとっても家族と過ごす時間が取りやすかったり、院外の研修や勉強会に参加しやすかったりという利点があります。自分の趣味に打ち込む時間もしっかり取れるので、みんなオフはそれぞれに好きなことをやっていました。ただ、この制度だと個人の時間が取りやすい反面、全員で集合する時間が少なくなります。みんなで何かしようと思ったとき、完全なシフト制だと少しハードルが高くなります。積極的に集まる時間を作らなければなりません。たとえば抄読会をしたり、症例の振り返りカンファレンスをしたりしようと思ったら、誰かが休みのときや夜勤明けのときに病院まで出て来なければならなくなります。そこは勉強のためだ、ということでアグレッシブに取り組む気持ちが全員にないと続きません。また、シフトに入っている医師は参加できないので、その辺はしっかり考慮する必要があります。幸い僕がいた施設では後期研修医だけで集まる時間を確保してくれており、off the jobの勉強時間をしっかり確保できました。週1回必ず集合する時間を作って、みんなで最新文献の勉強をしたり、何かテーマを決めて掘り下げて勉強したりしたものです。そのほか、それでも足りない部分はFacebookを利用して情報共有をするなどの工夫を行っていました。興味深い文献が出たり、難しい症例や珍しい症例を経験したりということがあれば、活発に議論がなされました。

ERと病棟を管理する救命救急センターでの毎日（表2）

こちらは病棟を持ちつつ、ER診療もするというスタイルを取っています。初療から集中治療まで行い、そのまま退院まで患者さんを担当します。たとえば重症感染症の患者さんがいらっしゃったら、救命処置をERで行い、そのままICUで集中治療を継続するわけです。それでは夜間も病院から呼び出されたりするのかといったら、そういうわけでもありません。朝と夕方にみっちりカンファレンスを行い、病棟患者さんの管理を全員で引き継ぎながらやっていくという方針で診療しています。複数主治医制とでも呼ぶのが適切でしょうか。いつでも入院患者さんのことは全員が把握しており、誰が対応してもある程度同じ方針となるようにしています。

表2 ◉ ERと病棟を管理する救命救急センターでの毎日

	月曜日	火曜日	水曜日	木曜日	金曜日	土曜日	日曜日
0:00							
2:00							
4:00							
6:00							
	研修医勉強会（通称朝練）						
8:00	ER引き継ぎ、病棟カンファレンス						
	ER業務		病棟業務	ER業務	病棟業務		
10:00							休
12:00							日
14:00							
16:00	ER引き継ぎ、病棟カンファレンス（当直明けは不参加）						
	ICU当直				ER当直		
18:00							
20:00							
22:00							

具体的な毎日の様子ですが、朝は全員集合して、研修医向けの勉強会のあと、ERと病棟の引き継ぎカンファレンスをします。当直明けの人はカンファレンス終了後に帰宅し、残った人でER組と病棟組にわかれて日勤をするわけです。そして再度17時前に集合し、ERと病棟の引き継ぎカンファレンスをして、当直者はそのまま残って朝まで仕事をします。当直の日はちょっと大変ですが、病棟と外来診療をやる分、様々な経験が積めます。確かに拘束時間は長

くなりますが、当直に入る人は日中課せられるタスクをなるべく減らし、データ整理や自分の勉強に使える時間を作るなどの工夫をしつつやっています。病院でやるべきことをやって、家に帰ったら病院から連絡が来ることはないので、オンとオフはとてもはっきりしています。

こちらの制度では朝全員が集合しますので、勉強会や情報共有がしやすく、またERも病棟も指導医とともにカンファレンスをするので、幅広い議論を通して知識を得ることができます。大変だけどやりがいはあります。もちろん人が増えれば、病棟管理をしていてもシフト制を敷くことが可能だと思います。ただ、純粋なER型に比べてより多くの人材が必要になると思いますから、なかなか病院としてこの制度を維持するのは大変かもしれません。

救急医のプライベート

「救急は24時間365日稼働するものだから、なかなか休みが取りにくい」と思われがちですが、そんなことはありません。逆に前述の通り24時間365日サービスを提供するためにしっかりとシフトを敷いている病院も多くありますので、シフト以外のときにはプライベートを充実させることもできます。では、一般的なプライベート時の過ごし方はどんな様子か、と尋ねられても、これぞまさに個人個人の問題なので回答が難しいところです。ここでは僕自身のことについて書いていこうと思います。

当院救急部も基本的には当直のない土曜午後と日曜・祝日は休みなのと、当直明けは朝のカンファレンスが終了したら脱兎のごとく病院を後にできます。休日は基本的に病院から呼び出されたりすることもありませんので、早朝からユニバーサルスタジオジャパン（USJ）へ行ったり、遠くへ出かけたり、子供をキッザニアに連れて行ったりと、好きに過ごしています。外出する気がなければ、朝、ワインを抜栓しておいて1日中それを楽しむこともできます。土日まるまる勤務から外れて、学会も勉強会も出張もないということは月に1回あるかないかですが、実際のところ、だいたい月に1回USJかキッザニアに行くというのが定番になっています。何が面白いのかとか何度も行って飽きないのかと言われても困るのですが、とにかく病院から離れて非現実的な場所に身を置いてリフレッシュする、ということが自分にとって魅力的なのかもしれません。非現実的な場所に身を置いて、とか言いつつ、ハロウィーンの時期になるとゾンビドクターの格好をしてUSJをうろつくので、日常的な格好ではあります。説得力も何もあったものではないですが、普通の病院にはゾンビはいませんから、まぁ十分非現実的です。そういえばゾンビドクターの写真をSNSに上げたところ、職場の看護師さんから「いつもと何も変わってないじゃないですか」というコメントを頂きました。さすがにそれは言いすぎです。僕の顔色は普段こんなに悪くないです（図1、2）。

もちろん当院の救急医がみんな、休日にUSJへ行っているわけではありません。僕の職場で足繁くUSJに通っているのは僕だけです。他のメンバーは休日に山や海などでアウトドアを楽しんだり、バイクでちょっと遠出してみたり、ジムに通って体を鍛えてみたり、買い物に出かけてみたり、家族とゆっくりランチに出かけてみたりなど、個人個人が好きなことをやって過ごしています。スタッフの1人は休日に海に出かけてライフセーバーをしていますが、休日まで救命に携わる人はなかなか珍しいのではないかと思います。それにしても趣味：救命、仕事：救命って、かっこよすぎますよね。

また、僕はオーケストラでチェロを弾いています。練習が土曜日の夜にあることが多く、なんとか勤務の

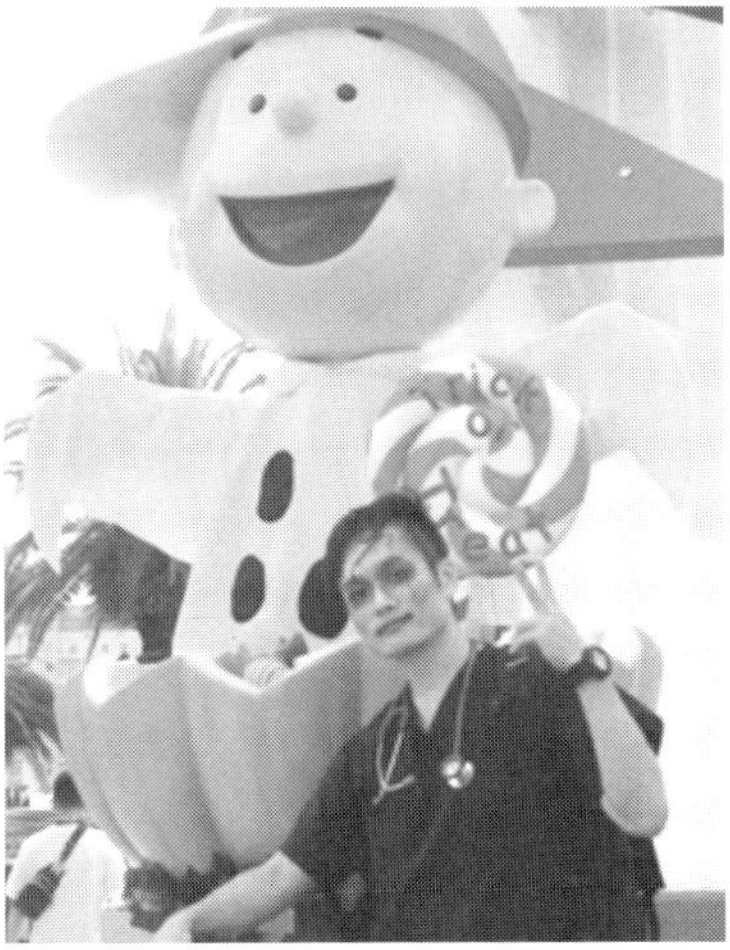

図1◉ USJでのハロウィーンイベント参加の様子

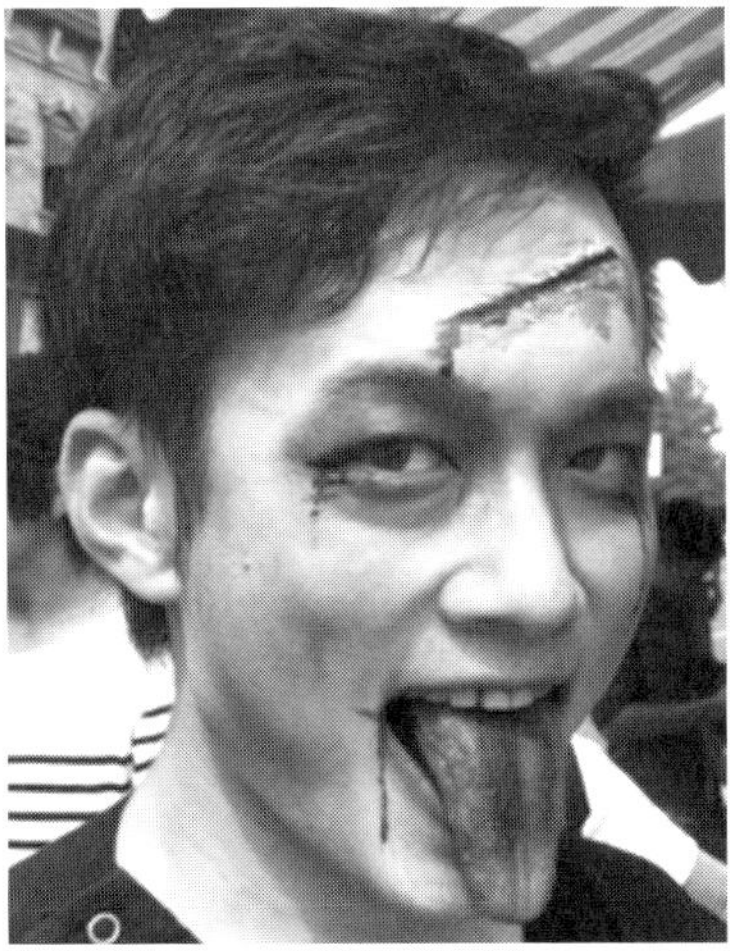

図2◉ ゾンビドクター

都合をつけてもらって参加できるようにしています。土曜日の夜に何か予定があっても、土曜日が当直明けであれば問題なく参加できますし、日勤終了後も当直を外していればやはり問題なく参加できますから、仕事と両立することは十分可能です。個人練習はどうしても家でやらなくてはなりませんが、楽器にミュートをつけてこっそり練習したりしています。まぁ、やる気次第で何でもできますよ。最近では子どもと一緒に楽器を弾いて楽しんだりもしています。こういう時間があると、仕事もより頑張れます。

救急医の睡眠時間

医師の睡眠時間って結構気になりますよね。僕も学生時代は医師の生活状況がとても気になっていました。当直中に寝られなかったら普通に死ぬんじゃないかとか、続けて40時間も働くなんてありえるのかとか、いろいろ考えたものです。徹夜明けで正常な思考が保てるわけがないというのが正直な意見ですし、夜通し働いて翌日も勤務というのは避けたいというのが本音です。早朝の歌舞伎町、徹夜明け状態で街の掃除をするホスト連中を見かけると本当に尊敬します。見習いたい。

それは置いておいて、徹夜明けの思考はどうなっているんだろう？　ということですが、実際のところ、徹夜明けのパフォーマンスはほろ酔いと同程度であるという文献(1)や、睡眠を取らなかったら注意力が明らかに低下したり、手術手技にミスが増えて余計に時間がかかったという報告もあります(2)(3)。ほろ酔いならまぁいいか、気分良いし……などと言っていられないのです。当然ながら徹夜は辛いのです。しかし辛い辛いと言いつつも、夜通し働かなくてはいけないのが救急医。それでは世間の疑問にお答えしましょう。救急医はいつ、どのくらい寝ているのか？

いつ寝ているのかと言われても、実のところ寝られるときに寝ているとしか言いようがない状況です。個人的な話ですが、当直もなく普通に日勤をして家に帰る日は、素直に夜寝て朝起きています。だいたい23～25時の間には就寝して、朝6時に目覚めるということを繰り返しているので、5～7時間睡眠ということになります。普通すぎて逆に突っ込みたくなりますよね。面白くなくてごめんなさい……。

では当直のときはどうなのか。これはどのくらい患者さんが来るか、どのくらい重症の患者さんが病棟にいるかによります。だいたい24時を過ぎるとみんな寝静まりますから救急件数も減ります。それでも1時間に1台以上のペースで来る日もありますし、直接walk-inで午前2時とか3時とかに来る方ももちろんいらっしゃるので、そういうときは寝られません。運良く(?)救急車がとても少なく、外来も落ち着いているという日があれば、仮眠を取る時間もできます。あとは、検査で待っているときに無理やり意識を落としにいきます。数分でも寝ます。自分の実感としては、仮眠時間は平均して一晩当たり合計1～2時間くらいでしょうか。集中治療室においても、血糖管理を綿密に行っていたり、昇圧薬や人工呼吸器の設定を細かく行ったりしなくてはならない場合も多いので、連続して1時間寝られるというのはラッキーという感じです。完徹状態のことは滅多にありませんが、ないことはないです。

完徹のときは特にそうなのですが、仮眠時間が少なければ少ないほど明け方ハイになってしまっています。気持ちはハイになっているものの体は疲れているのでなんともかんともな感じです。あと仮眠に関してですが、本当に「仮」です。まさに間に合わせ。仮眠時の睡眠状況は、パソコンでいうところのスリープモードです。いつでも起きられるように寝ています。院内ＰＨＳの呼び出し音を消してバイブレーションのみにしていても起きられる程度のスリープです。ただこのスリープモードができるようになると、少しの時間でも意識を落として頭を休めることができるので、明け方少しスッキリできます。

研修医の頃はそんな状態で翌日も夜まで仕事をしていました。よくやっていたなと思います。というか、労働基準法では1週間に40時間以上働かせてはいけないことになっていますが、1日で1週間分の労働時間が達成されてしまいます。むちゃくちゃですよね。

あれから年月も経ち、労働環境は多少良くなりました。基本的に当直明けの日は昼には家に帰れますので、それから3時間程度寝ます。寝ますとか言いつつも、どうしても遊びたいときは当直明けでＵＳＪまで遊びに行ったりします。そして行くだけ行って、結局ＵＳＪで寝てしまいます。立ったまま寝たり座って寝たり。とても迷惑な客だと思います。無理は禁物ですね……。しかしそこまで無理して行くとはどれだけ好きなんでしょうか。まぁ、実際の睡眠時間についてはそんなところです。慣れが重要です。

シフト化が進む？

おそらく今後、様々な施設で救急に従事する医師に対しては他項で述べたＥＲ医の働き方のように、シフト化が進むのではないかと考えています。というのも、近年医師の労働者としてのあり方が問われてきているからです。現状、当直業務に当たる医師の勤務形態は「宿直」ということになっていると思います。宿直の許可基準は法律上明確にされていませんが、昭和63年３月14日の都道府県労働基準局長あて労働省労働基準局長通達「労働基準法関係解釈例規について（基発１５０号）」には次のように書かれています。

「断続的な宿直又は日直勤務の許可基準」

一　勤務の態様

イ　常態として、ほとんど労働をする必要のない勤務のみを認めるものであり、定時的巡視、緊急の文書又は電話の収受、非常事態に備えての待機等を目的とするものに限って許可するものであること。

ロ　原則として、通常の労働の継続は許可しないこと。したがって始業又は終業時刻に密着した時間帯に、顧客からの電話の収受又は盗難・火災防止を行うものについては、許可しないものであること。

（基発１５０号より）

宿直とは待機や見回りを指して、通常業務とは切り離したものでなくてはならないということです。どう考えても、日中の通常業務をそのまま夜間帯に行う救急業務は当てはまりません。最近、労働基準監督署が有名病院に立ち入り調査をして、医師の労働状況を改善する動きも出てきました。以前のように、ずっと病院で寝ることも許されずにひたすら診察を続けるといったようなことはなくなっていくのではないかと個人的には思っています。

文献

(1) Dawson D, et al:Nature. 1997; 388 (6639):235.
(2) Taffinder NJ, et al:Lancet. 1998;352(9135):1191.
(3) Kahol K, et al:Am J Surg. 2008;195(2):195-204.

救急医のやりがい

救急医のやりがいってなんでしょうね。なんでしょうね、って救急医の僕が言ってしまったらダメですが、一言で言い表すとなると難しいです。大小様々な喜びがありますので、どこに喜びを見出すかで、やりがいは人それぞれなのです。1つ言えることがあるとしたら、救急医にはルーチンワークというものがあまりありません。創傷のフォローアップなどはするかもしれませんが、基本的には予約外来なるものもありませんし、毎日違う患者さん達が様々な状態で、いろいろな主訴でやって来るため、新しい発見に満ちあふれています。僕は救急医になって一番面白いのはそこかなと思っています。

具体例を挙げてやりがいの瞬間を共有するなら、個人的にはズタボロになった傷が綺麗に治ったときなどはものすごく達成感を得られますし、どう見ても軽症そうな患者さんだけれども、ちょっとした変化が目に留まって重篤な疾患を見つけて危機回避できた瞬間などはER医としてうれしいです。あとは外傷にせよ内因性疾患にせよ、救命が難しいかもしれないという患者さんが起死回生したときにはもちろん大きな喜びを得ます。一方で、悲しいことに患者さんを元通りにすることは叶いませんので、救急医はその部分と折り合いをつける必要が出てきます。

傷が癒えるというと、綺麗さっぱり治ることを想像するかもしれません。けれど、跡形もなく傷が消えるというのはなかなか難しい話です。修復する過程で、必ず元の組織とは別の組織が埋め合わせをする形になるので、なるべく目立たないように修復のお手伝いをすることはできますが、まったく無にするということはできないのです。傷だけでなく、様々な背景因子によって患者さんの状態は変わっていきます。

生産性の再生産

近年は高齢化も進んでいるので、救急医は高齢化とも戦わねばなりません。入院することで認知機能が落ち込んでしまったり、ＡＤＬが下がってしまったり、食事が摂れなくなってしまったりすることは往々にしてあることです。理想的な結果ばかりを追い求めると、やりがいを感じられないどころか、気持ちが沈んでしまうかもしれません。先日、友人の救急医が「生産性の再生産をしたくて救急医になったのに、最近はそれがなかなかできなくなっている。高齢者医療の分野では特に」というようなことを言っていました。確かにその通りだと思います。高齢者だけでなく、比較的若い人であっても生産性の再生産が難しい局面というのを経験します。前述の通り、命の差し迫った、普通なら諦めるかもしれない状況に置かれた患者さんを前にして、最後まで諦めずに治療介入して、なんとか回復したというのは自分にとっても大きな自信になりますし、生命維持できた患者さんや患者さんの周囲の人からは感謝の声を頂きますので、やりがいを感じる瞬間ではあります。救急医をやっていて本当によかったと思う瞬間です。ただ、患者さんの状態が重篤であればあるほど、元の生活が遠い場所になることも事実です。

近年、ICU-AW(ICU-acquired weakness)という概念が提唱されています。集中管理、特に人工呼吸管理を受けたような重篤な患者さんは、病態が改善してもその後原因不明の左右対称の筋力低下が起こり、そのまま後遺症に悩まされるという現象です。[1] 何十年も前からこうした筋力低下の報告がなされているものの、原因ははっきりとわかっていません。[2][3] 診断基準(**表1**)[4]を見て頂けると、どんな病態かだいたい把握できるのではないかと思います。早期のリハビリ介入で改善できるのではないかと言われていますが、重症呼吸不全患者さんの追跡調査では、半数以上が1年後においても職場復帰できておらず、5年後においても元の職場に復帰できた人は7割程度となっています。[5] 生産性の再生産はかくも難しいものかと思います。救命できただけでももちろん喜ばしいことですが、さらに先を見つめると、まだまだ理想には追いついていないというのが現状です。

表1 ◉ ICU-acquired weakness (ICU-AW) の診断基準

1. 重症病態の発症後に全身の筋力低下が進行
2. 筋力低下はびまん性（近位筋、遠位筋の両方）、左右対称性、弛緩性で、一般的に脳神経支配筋は侵されない
3. 24時間より間隔を開けて2回以上MRC score (medical research council score) の合計が48点未満、または検査可能な筋の平均MRC score 4点未満が確認される
4. 人工呼吸器に依存している
5. 背景にある重症疾患と関連しない筋力低下の原因が除外されている

1、2、3 or 4、5の4項目を満たせばICU-AWと診断
注：MRC scoreはギラン・バレー症候群の重症度評価に用いられていたスコアリングで、上下肢それぞれ3つの筋群の筋力を5点満点の徒手筋力テスト（MMT）で評価する（MRCの満点は60点）

（文献4より引用）

それでも救急のやりがいはある

このような状況でどのようにやりがいを見出すかということなのですが、逆境こそチャンスです。視点を変えればやりがいの宝庫です。たとえばみなさんは、先述の「ICU-AW」というのを聞いたことがありましたか？ 実はこの病態、日本ではあまり有名ではありません。救急や集中治療を専門として携わる医師が少なかったという背景は無関係ではないと思います。海外では熱心に介入が行われていたり、社会的に認知されて対策が行われていたりするようなことについて、遅れをとっている分野が救急の領域にはいくつかあります。そういった分野を開拓したり啓発に積極的に携わったりして、明日への医療につなげるというのも救急医としての大きなやりがいにつながるのではないかと思います。救急は社会制度と密接に関わる分野で

すから、行政と力を合わせて、より良い社会づくりに貢献できる可能性をも秘めています。友人で、行政に携わっている救急医も実際にいます。社会貢献というと話が大きくなってしまう気がしますが、日本においてはまだまだ救急医というのはレアキャラですので、活躍の場がたくさんあります。ニッチな分野であるがゆえ、若いうちから最前線で活躍できるという点も若手救急医にとって最大のやりがいと言えるかもしれません。

文献

(1) Kress JP, et al:N Engl J Med. 2014;370(17):1626-35.
(2) OLSEN CW: J Am Med Assoc. 1956;160(1):39-41.
(3) MacFarlane IA, et al:Lancet. 1977 Sep 17;2(8038):615.
(4) Stevens RD, et al:Crit Care Med. 2009;37(10 Suppl):S299-308.
(5) Herridge MS, et al:N Engl J Med. 2011;364(14):1293-304.

限られた時間の活かし方

時間がない中で、どうやって臨床と研究と教育をやりつつ自分の好きなことをやっていくかというのは、医師として生きている人の多くが考え続けることなのではないかと思います。僕もやりたいことがたくさんあって、なかなか全部はできません。そんな中でも、よく「院内の仕事も結構忙しいはずなのに、どうやって執筆や講演、学会活動をやっているのか？」ということを聞かれます。「それはね……家族との時間を犠牲に……」などと言ってお茶を濁していたのですが、当然家族や友人と過ごしたりというのも、重要なやりたいことの項目のひとつです。院内のことは救急部の仲間に協力してもらって調整しつつ、あとはいかに短時間で多くのことをするかということです。

救急医とマルチタスク能力

救急医は時間のマネジメントとか、同時にアレコレやるということが比較的得意なのではないかと思います。患者さんが同時搬送されることもめずらしいことではありませんし、限られたリソースでどれだけ優先順位を適切につけて、一つひとつ問題解決していくかということを日々求められています。いろいろなことを同時進行で進めていくのは非常に効率的です。もちろん同時にできることとできないことがあります。僕は趣味で水泳をしたり楽器を弾いたりということをしますが、それを同時にはできません。でも、考えることであればできます。たとえばコラムや雑誌の執筆であれば、日々の生活の中でネタ探しをして、通勤途中や移動中に文章の構成を考えて、ということをしておきます。すると、書きあげる段階においてスラスラと作成できます。論文を書いたり学会発表のスライドを作成したりするときでも、全体の構成をある程度作成前に考えてしまいます。何も考えずに文章やスライドを作り始めると大変なことになりますから、とにかくある程度構成が決まるまで隙あらば何か考えています。あとは、趣味でいろいろなお酒を飲むのが好きなので、みんなが寝静まった頃、いろいろなお酒を嗜みつつ文章作成やスライド作成をしています。

それでもさすがにまとまった時間をつくることが困難で、好きなだけ演奏会に参加したり、みっちり泳ぎに行ったりということは叶わなくなってきました。数分でも家にいる間に音楽に触れることはできますが、水泳だけはなんとも……。僕の家には残念ながらプールはありません(あったらビックリでしょうけど)。落ちゆく体力を実感した救急医は、なんとか体を動かす時間だけでも確保したいと思うようになり、通勤を自転車で行うことにしました。最近は往復20㎞を自転車で通勤しています。体を動かすのは楽しいです。朝

6時に起きて自転車で通勤。健康一直線！（逆に不健康？）

論文を探すのも効率的に

学生の頃と医師になってからで何が一番変わったかというと、論文を読む機会が増えたことかもしれません。学生時代は教科書を読んで、ある程度固まった知識を得る作業をしていました。しかし、臨床に携わっていると、どうしてもそれだけでは追いつかない部分が出てきます。最新の知見に触れたい欲求が出てくるのです。論文を探したり読んだり、最新の文献に触れたりというのは大変なことに思われがちですが、探したり抄録を漁るだけであれば数分でできます。

僕は論文検索にはPubMedを使うことが多いです。これの使い方を学んでおくだけでかなり時間短縮ができます。たとえば、自分が興味のある特定のジャーナルの最新文献をチェックしたいときには、PubMedの検索欄に雑誌名（もしくは略称）の後にtitle abbreviationを意味する[ta]と入力すれば、そのジャーナルの新しいものから順に画面に出てきます。救急分野で最も高名なジャーナルであるAnnals of Emergency Medicineの文献を調べたければ、「ann emerg med [ta]」と入力すればよいわけです。さらに、間に「OR」を挟むとどんどん追加できますので、2つ3つと様々なジャーナルの文献が検索できます。抄録つきのもの

表1 ◉ 筆者がPubMedで文献検索をするときに使う検索式

(ann emerg med [ta]) OR (resuscitation [ta]) OR (injury [ta]) OR (acad emerg med [ta]) OR (emerg med j [ta]) OR (eur j emerg med [ta]) OR (am j emerg med [ta]) OR (j emerg med [ta]) OR (int j emerg med [ta]) OR (crit care med [ta]) OR (intensive care med [ta]) OR (crit care [ta]) OR (lancet respir med [ta]) OR (chest [ta]) OR (ann intensive care [ta]) OR (shock [ta]) AND hasabstract

だけが欲しければ、最後に「AND hasabstract」と付け加えておけば、ある程度論文の中身を把握することができるものだけを抽出できます。というわけで、**表1**のような検索式を立てると、救急・集中治療系のジャーナルの最新号から順番に表示されることになります（実際に使っているものです）。

僕は携帯電話にiPhoneを使用していますので、ウェブブラウザを開いて、PubMedでこの検索式を入れて検索して表示されたページをホーム画面に追加しておくと、いつでも最新の状態で開かれます。何度も検索欄にコピペしなくてすみ、指先1つで最新情報にアクセスできるようになるわけです。アクセスが簡単になると使いたくなるもので、「面白い文献ないかな？」と、ちょこちょこチェックするのが楽しくなります。こういうのを検査の待ち時間などにささっと調べたりします。そして、Abstractを読んで興味が出た文献を取り寄せて読むわけです。コンビニで週刊少年ジ◯ンプを立ち読みする感覚で（いや、立ち読みはダメです。買って下さい）、どんどん文献を探せます。

実はこのやり方、友人の感染症内科医と飲んでいるときに教えてもらいました。酒と友は大切な宝です。

ドラマの救急医と本物の救急医

最近はテレビドラマや映画で救急医を題材にして描かれることも増えてきたように思います。ドクターヘリに焦点を当てた山下智久さんや新垣結衣さんらが出演する『コード・ブルー』や、江口洋介さんや松嶋菜々子さんが出演する都会の救命救急センターの様子を描いた『救命病棟24時』などが有名です。僕も働いていて、「山Pみたいな仕事してるの?」とか「救急医って江口洋介みたいなやつでしょ?」と言われることが多々あります。「江口洋介みたいなやつでしょ?」と聞かれると、「白い巨塔?」などと冗談で返していますが……。実際のところ、彼らはどのくらいリアルに僕らの姿を反映しているのでしょうか。これも正確に述べようと思うとなかなか返答に困るところです。他項でも述べた通り、救急医は様々な働き方をしており、アメーバみたいにその姿を変えます。彼らみたいな仕事をしている人もいれば、そうでない人もいるというのが実際のところだと思います。ただ彼らの描かれ方は実際の救急医と異なる部分が多々あります。

あのような美男美女に囲まれながらキラキラと活躍している姿を日本全国に発信して頂けると、救急医のイメージ向上には申し分ない効果があると思うのですが、実際の姿はもう少し泥臭い感じかもしれません。

正直なところ、いつもあんなサラサラのスクラブを着ているわけではありませんし、髪が綺麗に整って化粧をして小綺麗にしている訳ではありません。さらに、提供している医療レベルに対して出演者が若すぎますし、24時間体制であのレベルの医療を提供している割には出演者が少なすぎます。1人ひとりが救急医としてハイレベルすぎるし、人間を超越していて見ていて怖くなるレベルです。僕はあんなにできる人間ではありません。ドラマでは、おとぎ話と言っても過言ではないような状況が展開されています。

また、毎回ものすごく大きな問題に直面して、抱えきれないような重圧や悩みを持つ状況に置かれたりもしますが、実際の救急医はもう少し小さいことで悩んだり、失敗したりという経験をしています。明らかに異常とは言えないような身体所見や検査所見を前にして、本当に異常なのかどうなのかみたいなことを考えて頭を悩ませたり、なかなか血圧が立ち上がらないといったときに、輸液を追加すべきか昇圧剤を増量すべきかみたいな細かいことで頭を悩ませたり、意外と伝わりにくいことを考えています。米国のテレビドラマシリーズの『ER』は比較的救急医の姿がリアルに描かれているなぁと思いますが、日本ではそういうリアルな姿はあまり受けないのかもしれません。日本人は等身大の存在を知りたいというよりは、スーパーマンみたいな人に対する憧れのようなものが強いと思います(失敗しない外科医とか……)。名探偵コナン君も、冷静に考えれば毎週よくあんなに殺人事件に遭遇するなと思うものですが、そこにツッコミを入れることなく受け入れている、ある意味おおらかな国民性を感じます。ドラマで救急医に対するイメージが向上するのは良いことかもしれませんが、あれがそのまま現場の救急医の姿だと思われると、イメージが逆に崩れてしまうかもしれないので少しだけ危惧しています。そこはおおらかな心でもって、「ドラマの救急医はおとぎ話の王子様やお姫様である」というくらいの感じで我々を見て頂けるとありがたいなと思います。

どうして救急医になったのか

どうして僕が救急医になったのかを書いておきます。初期研修医として岸和田徳洲会病院に行ったとき、最前線で初期研修医が救急対応を行いつつ、上級医のバックアップがなされていたのですが、毎日夜勤帯の救急は各科医師の努力により成り立っていました。当時はまだ救急部がなかったのです。翌日に通常業務を控える中、専門外領域までカバーして救急車を受け入れるということは相当な気概が必要です。もちろんそれぞれの医師に得手不得手がありますし、できることとできないことがあります。マイナー領域の救急を中心に専門外の救急対応をすることが困難である場合や、そもそもマンパワーに問題がある場合なども多々あり、当時不応需率(受け入れ不能率)が20%程度はあったかもしれません。この仕事を専任で行う人がもっとたくさんいて、毎日一定のレベルの救急医療を提供できる体制を広められないものかと思いました。また、他院で「専門医がいない」と言って断られて、その後当院にたどり着いた患者さんが、専門医でもなんでもない初期研修医による診療を受けて事なきを得るということが常態化していました。とても滑稽ですよね。救急医療全般に責任を持てる医師がいて、24時間365日体制でそういう医師から救急医療が提供できれば、夜間だろうと休日だろうと救急車が行き先に困ることはなく、質も担保されるのではないかと、未熟な初期研修医なりに考えていました。

休日夜間というのは鬼門です。もう13年前になりますが、日曜日の夜に高速道路上で交通事故に遭い、車に乗っていた家族5人中の2人が死亡するという事故がありました。本当に残念なことに、その2人は僕の弟と妹でした。別々の病院に搬送され、搬送時には呼吸がまだあったということなのですが、治療は届きませんでした。休日夜間に多数傷病者を受け入れてくれた救急病院には感謝しかありませんし、事実は事実として受け入れるしかありませんが、搬送がもっと早かったら、外傷診療がもっと適切になされていたらなどと考えずにはいられません。今では事故のあった地域にはドクターカーやドクターヘリが完備されており、JATECガイドラインができて、適切な外傷初期診療に関する知識も日本中に行き渡りました。彼らがpreventable death（防ぎえた死）だったかどうかはわかりません。でも、日々救急医療に携わる中で、今後少しでも救急診療をスムーズにすることが自分の使命のようにも感じられました。どうにかならなかったのかという思いを胸に抱きながら、そこに真正面から向き合わなければ彼らに顔向けできません。自分の人生の意味をここに見出し、救急診療にもっと深く携わりたいと思ったのです。

後期研修先を選択しようという当時、世間ではER型救急が発達しつつありました。後期研修でERにどっぷり浸かれば、老若男女関係なく様々な病態に対応できるようになれるだろうと思い、理想的な修業環境だということでその道に進むことにしたというわけです。その道に進んでどうなったかというと、とりあえず受け入れて初療を行うということに関しては、だいぶ網羅されてきました（今でもまだまだ日々新しい発見に満ちていますが……）。どうしたら断らなくてすむかということを考えるマインドをさらに自分の中に育てられたのはよかったです。しかし、その断らない救急を担保するためには、最前線で対応するＥＲ医だけでは足りず、院内の他科医師はじめ、救急部スタッフや急性期治療に関与するすべてのスタッフの不断の努力が必要であるということにも気づかせてもらいました。急性期治療だけではなく、落ち着いたあとにどのようにフォローアップしていくかという面では地域連携もとても大事になります。せめて行き先に困らないようにという短期目標だけではなく、病院や地域、そして行政を巻き込んだ救急対応を考えていかなければならないのだということに直面します。最前線で救急患者さんに対応するだけではなく、どのようにシステムとしてそれを担保するかという視点も、とても大事なことです。初期研修医のときにはあまり見えていなかったことですが、救急医とは初療を担保するということだけではダメで、周囲の人を巻き込みながら救急医療システムをより良いものにする原動力になれるような人材が求められているのだろうと思うようになりました。これは今も救急医を続けている理由かもしれません。先はまだまだ長いですね。

第3章　救急科研修について

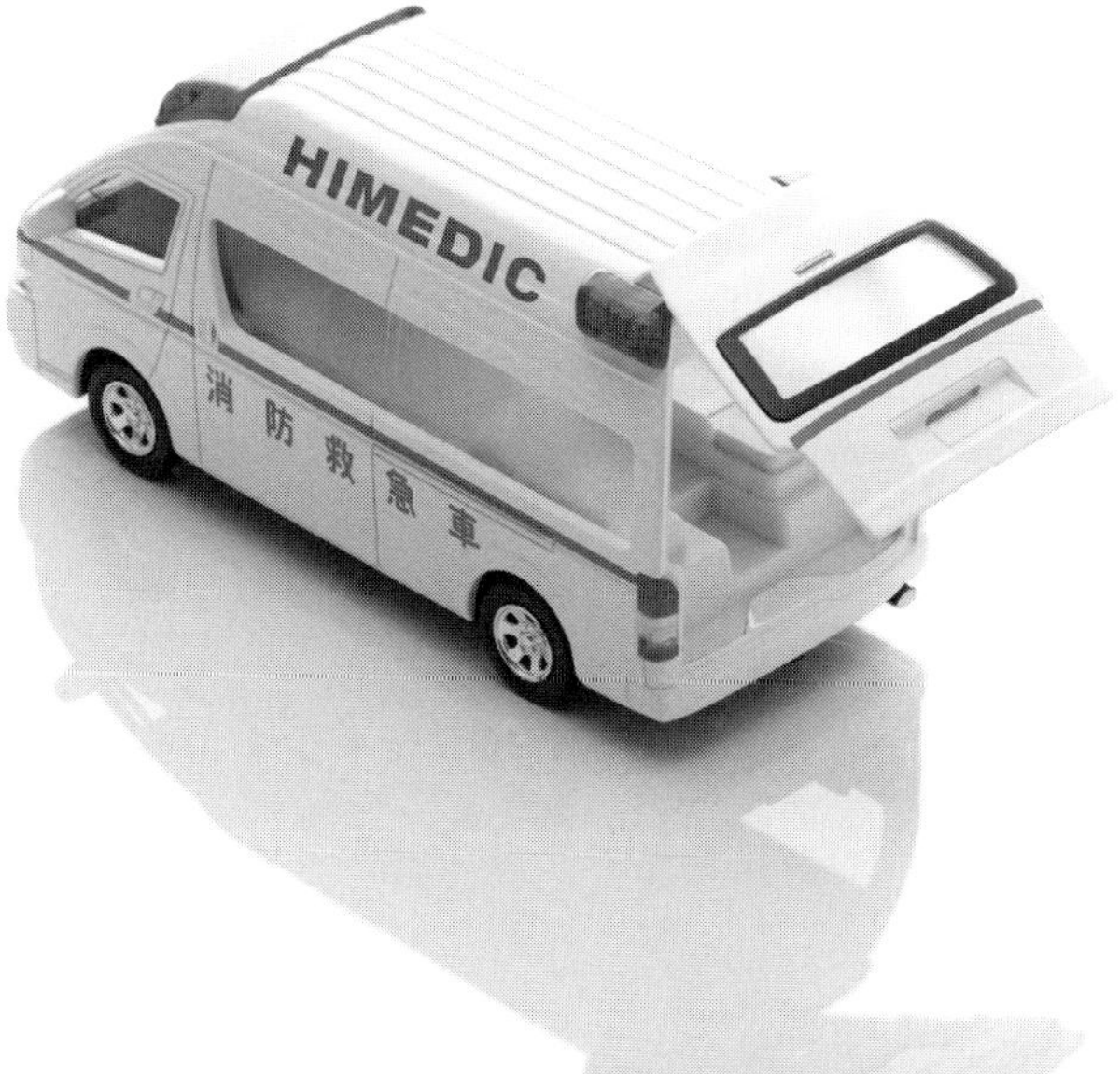

研修病院の選び方

さて、救急医になるためには初期臨床研修という期間を必ず過ごさねばなりません。僕は良い初期研修を受けると、そのまま救急医として重要な土台を築くことができると思っているので、どんな病院で研修をしたらよいのかということにも触れておきたいと思います。

研修病院としてブランドが確立している病院はさておき、多くの病院が初期研修医に入職してほしくてアレコレ活動していると思います。人がいると盛り上がりますし、組織の新陳代謝を上げるのは大切なことです。若い人がいると病院はそれだけで勢いが出るのです!

というわけで、どうやったら入職してくれるかそれぞれの病院が頭を悩ませ、様々なものをウリにしていろいろな研修プログラムが組まれていますが、いまいち学生に響いていないと実感することがあります。決して魅力がないということはないと思いますし、一生懸命さが足りないなどということはもちろんないと思います。でも魅力的なプログラムがあふれる中で、それが学生に届いていないという現実があるのではないかと考えています。あくまで個人的な考えですが、結構いろいろな学生と話していて目標設定があやふやだ

表1 ◉ 臨床研修の基本理念

臨床研修は、医師が、医師としての人格をかん養し、将来専門とする分野にかかわらず、医学及び医療の果たすべき社会的役割を認識しつつ、一般的な診療において頻繁に関わる負傷又は疾病に適切に対応できるよう、基本的な診療能力を身に付けることのできるものでなければならない。

(医師法第十六条の二第一項に規定する臨床研修に関する省令)

と感じることがあり、たぶんそれが根本的な原因なのかなと思っています。つまり、研修生活でどうなりたいのかという設定があやふやなのです。

初期臨床研修の目的は、一言で表すと「とりあえずお医者さんとして普通に働けるようになること」です。臨床研修の目的と意義については医師臨床研修に関する省令で述べられています(**表1**)。

こちらを見て頂ければおわかりの通り、臨床研修は「基本的な診療能力を身につけること」が目標なのです。この基本的な診療能力が身につくかどうかを考えることが研修病院を選ぶ上で最も大事なことなのですが、なぜかその基本的診療能力を高める方向に話が進まないことが多いです。病院説明会などの勧誘の場では、むしろ病院の設備とか、有名なドクターがいるとか、外部講師を誘っているかとかをメインに据えてお話しされることが多いような気がします。さらには、近くにショッピングモールがあるとか、駅に近いとか、シャワールームが綺麗とか、食堂のご飯がおいしいとか、どれくらい自分の時間が確保できるかとか、そういったことを餌にして(言い方が悪いか…)学生の心を惹く努力がなされています。そういったこともちろん大事だと思いますが、最も大事なゴールは基本的診療能力を身につけることです。オマケのおもちゃを前面に押し出して、ついでにお菓子を売るみたいなことをしてはいけません。前置きが長くなってしまったのですが、この基本的診療能力が身につく病院かどうかを判断するために何に着目したらよいかという点に関して、僕の考えを述べておきます。この話の対象は「研修病院をどこにするか悩んでいる医学生」なので、かなり狭いターゲットですが、お付き合い下さい……。

さて、理想的な研修病院とはどのようなところかを考えるにあたり、単純な話から考えてみます。僕は大学時代に水泳部に所属しており、水泳を例に挙げてみたいと思います。みなさんにとって水泳が身近かどうかは別として、基本的な力を身につけるということを競泳に置き換えると、とても話が簡単なので今回はそうさせて下さい。競泳のための基本的な能力と言われてもピンとこない人がいるかもしれませんが、競泳のための基本を身につけるということは、プールで泳げることに感謝しつつ、競技会での作法を学び、一般的な水泳競技に対応できるように基本的泳力（四泳法で最低50ｍは……）をつけられたらＯＫです!! では最低限泳げるようになる水泳部に必須なことは何でしょうか??

大事な点を４つ挙げます。僕は水泳のコーチでもなんでもないですが、①泳がせてくれること、②泳ぎ方を教えてくれること、③適切な情報を扱っていること、④目標が定まっていること、これらがとても大事だと思っています。

順番に説明します。まず、①泳がせてくれること。放っておかれるということじゃないですよ（笑）。実際に泳ぐということです。どんなに理論を学んでもプールでぷかぷかと体を浮かせて泳がないことには何も生まれません。プールサイドで泳ぎ方を学んでオリンピックに行けるなら、プールをつくる必要はなくなりますよね。やらないとできないものはできないのです。プールのある学校とプールのない学校では部活での練習量に差が出て当然ですし、結果にももちろんつながると思います。

次に、②泳ぎ方を教えてくれること。素晴らしい選手には必ず素晴らしいコーチがいます。いきなりプールに突き落として「頑張れ！」ではどうにもなりませんし、物事には順番があります。できることなら一緒にそばで教えてくれるコーチがいれば幸せですが、部活動ではなかなか難しい部分もあるかもしれません。そんなときは隣で一緒に泳ぐ仲間がいるだけでも変わるものです。お互いに教え合ったり、先輩から教わったりという環境って本当に大切な部分です。

そして、③適切な情報を扱っていること。どのような指導をしたら効率よく泳法をマスターできるか、どのような練習が効率よく泳力アップにつながるかという情報を常にアンテナを張って収集し、自分たちの練習に取り入れていることは大事です。根性論だけでは泳げませんし速くなれません。それから、きちんとしたルールを知り、部内で徹底していることが大事です。ルールなしで競技会には参加できません。こういった作法や知識をどこから収集しているかというのも重要で、何の根拠もない変な宗教みたいな教えを説かれてもダメです。世界標準の知識が根底にあり、何か光るオリジナリティがあれば最高だと思います。時代に逆行していないのか、最先端を行っているのかという判断はなかなか難しいですが、少なくとも指導者が標準的なやり方や、トレンドの流れみたいなものを知らないというのは論外ですよね。

最後に、④目標が定まっていること。医学生の大会である日本医科学生総合体育大会をめざして練習するもよし、インターカレッジをめざして練習するもよし、健康増進のために○kg痩せるというのが目標でもよし。何かを目標に掲げないと、ダラダラして頑張れません。「結果にコミットする」というキャッチフレーズでおなじみのトレーニングジムがありますが、目標を立て、それを達成すべく動いて確実に結果を出しているという点においては尊敬すべきことだと思います。さらに仲間が同じ目標を持っていると最高ですね。

とまぁ、こんなところかと思います。なんとなく見えてきましたね！　良い病院の目安が!!　今度はこれを臨床研修に置き換えてみます。水泳のときと同じように必要な条件を４つ提示します。初期臨床研修で大事な４点は次の通りです。

①診療させてくれること
②診察のしかたを教えてくれること
③適切な情報を扱っていること
④目標が定まっていること

それでは順番に解説します。まず、①診療させてくれること。結構これ、ハードルが高かったりします。とても大事だと思うのですが、ただの見学になってしまったり、座学に時間が割かれたりということで、臨床経験を満足にできぬまま研修が終わってしまうこともあるようです。とはいえ、患者さんの安全と利益を守りつつ最前線で研修医が診療するというのは、なかなか大変なことです。そこを押して、実体験ができるところがやっぱり大事だろうと思います。自分で悩んで考えないことには成長はないのです。実際に病院見学に行くことがあれば、研修医がどの程度診療に関わり、自身の考えを反映させているのかという点は見ておくべきポイントです。

次に、②診察のしかたを教えてくれること。結構「見て学べ」的なところが多いかもしれません。でも、適切な問診や診察や手技がどんなもので、適切にできているかどうかの評価をきちんとしてくれる人がそばにいないとなかなか辛いものがあります。僕も最初どうしても呼吸音の fine crackle が聞こえにくかったり、心雑音が聴取しにくかったりして、横で親切に教えてもらって聞き取れるようになった経緯があります。よく屋根瓦制度などと言われますが、頼れるアニキ、アネキがいるかどうかは大事な部分です。部活で言えば先輩です。そういう人がいるかどうかももちろんですが、気が合うか合わないかも、もちろん重要なポイントです。ぜひ実際に行って自分の先輩となるかもしれない人とたくさんお話しすべきです！　また、教育の機会が実際どれだけ設けられているかは大切な着眼点だと思います。ベッドサイドでの学習や、教育カンファレンスがどのくらい行われているかチェックしましょう。

そして、③適切な情報を扱っていること。世界標準はどのようなものか、エキスパートオピニオンはどうなっているのか。この辺の区別をきちんとしているかどうかというのは大事なところです。日々、標準治療は変わります。頼れるアニキやアネキが本当に頼ってもよい人なのかの判断が必要で、頼るべきアニキやアネキはどのように情報収集したり教育を受けたりしているのかという点を気にすればよいのだと思います。見きわめは難しいですが、最前線で働く医師に「なんでこんなことをするのですか？」とか「どうしてこの薬を使うのですか？」などと聞いて、何を根拠に治療をしているかを確認してみたらよいと思います。スタンダードには目もくれず独自路線を突っ走って好成績を残す病院もあるかもしれませんが、やはり標準治療というものを行えるようになることが第一です。それから、初期臨床研修医は最終的に自分で情報収集ができるようにならなくてはなりません。適切な情報収集のやり方も教えてくれる病院が最高だと思います。

最後に、④目標が定まっていること。研修指定病院で2年間過ごすとどういう医師になれるか。一言で表すのは難しいかもしれませんが、そういう確固たるビジョンがないと日々の成長はないのではないかと思います。ちなみに僕は学生当時見学に訪れた際「僻地や離島に行っても大概のことは対応できるようにする。また目の前で誰かが倒れたとき、とっさに動けるようにする。それを目標に日々研修するのである」と言われて、非常に納得した記憶があります。僻地や離島に置かれても、ある程度困らずに日々診療ができる医師というのが目標なわけです。岸和田徳洲会病院では初期臨床研修の2年次に屋久島で離島研修をすることとなります。僕も屋久島に行ってきましたが、困らなかったかと言われると、そりゃ、やはり困ることはいろいろありましたが……(汗)。ただ医師として何が足りていないのか、どんな知識がより必要かという点が自分なりに明確になってよかったと思いました。まぁ、こういった目標のほかにも、1年次研修医と2年次研修医との間に圧倒的な差があったのと、実際にこのようになりたいと思える人がいたのが大きかったですかね。目標が実物として目の前にいると頑張れます。

というわけで、学生のみなさんはこれら4点を胸に病院見学に赴いて頂けたらと思います。できれば岸和田徳洲会病院にも来てくれたらうれしいです。救急医になりたいと思う人も、そうでない人も、充実した毎日が待っていますよ。

初期研修と後期研修の違い

平成29年（2017年）度から新専門医研修制度が立ち上がろうとして立ち上がらなかったり、結局頓挫してしまうようなことになったり、やきもきするようなこともありました。まぁ、制度が新しくなろうとならなかろうと、後期研修の目的ははっきりしています。それぞれの分野において専門医になるということです。しかし、専門医と一口に言われても、どんな人かピンとこないというのが世間一般のイメージだと思いますし、医学生や研修医であっても説明に窮するところだと思います。平成27年（2015年）に日本専門医機構が専門医の定義について次のように説明しています[1]。

「専門医とは」

日本専門医機構が認定する「専門医」とは、それぞれの診療領域における適切な教育を受けて、十分な知識・経験を持ち、患者から信頼される標準的な医療を提供できる医師と定義されます。

（文献1より転載）

要するに、その道における標準治療が提供できるレベルの医師を専門医としているわけですね。ゴッドハンドみたいなのを想像していた人は申しわけありません。しかし、専門医が標準治療を提供できるレベルの医師となると、初期研修と後期研修の目標があいまいになってしまいます。初期研修でもER診療に携わったり、救急患者の病棟管理に携わったりすることは多々あります。そういうわけで、初期研修でやっていることと後期研修でやっていることがかぶってしまい、イマイチ違いがわからないという状況になってしまいかねません。救急は特に、2年間通して救急当直をするような初期臨床研修病院もありますし、そういう病院で研修をすると、「救急はもうお腹いっぱい」となってしまうという声も聞かれます。

さて、それでは改めて初期研修と救急後期研修の違いについてお話しします。初期臨床研修の目的を振り返りますが、初期臨床研修の目標は「基本的な診療能力を身につけること」でした。急性期から慢性期まで、臨床の場において基本的な診療能力を広く身につけていく初期研修に対して、後期研修では少し幅を狭めて、より深める方向の研修となります。救急科専門医になるためには急性期の分野、特に救急医が活躍する5つの仕事（21～22頁参照）について、より深めていくことになります。以下に当院の初期研修医に向けた研修目標と、救急後期研修医に向けた研修目標を載せます（表1、2）。

表1 ◉ 初期（2年次）研修医に対する救急科ローテートの道標

【目標】

生命や機能的予後に関わる緊急を要する病態や疾病・外傷に対して、初療医として適切な初期診断・初期治療を行い、また集中治療の基本を理解し実践できることを目標とする。

【達成すべき項目】

①救急科専門医取得に必要な手技・処置・症例に準じた項目を経験し、必要な知識を習得する。また基本的な集中治療管理を経験する。

〈手技〉

種々のデバイスによる気管挿管、NPPV使用、胸腔ドレナージ、末梢静脈路確保、CV確保、A line確保、A sheath確保、筋区画内圧測定、膀胱内圧測定など

〈処置〉

気管切開、縫合処置、熱傷処置、骨折の固定処置など

〈基本的な集中治療管理〉

人工呼吸器管理、輸液と電解質、輸血、栄養管理、鎮静鎮痛、感染症治療、循環管理、CRRTなど

②患者・家族と良好な人間関係を確立するために、患者の社会的背景を理解し適切な対応ができ、患者・家族が納得できるインフォームド・コンセントが実施できる。

③医療チームの構成員としての役割を理解し、医師を含めた他の医療従事者と適切なコミュニケーションが取れ、1年次研修医への教育的配慮ができる。

④適切な情報収集のもとでエビデンスに基づいた治療方針の決定をし、エビデンスの限界の状況では基礎医学も含めた知識の集積により患者に最適な治療を選択することができる。

⑤患者、および医療従事者にとっての安全な医療行為を遂行し、安全管理や危機管理の方策を身につける。

（岸和田徳洲会病院作成）

表2 ◉ 救急科専門研修（後期研修医）プログラム

①専門研修の目標

専攻医は、本プログラムの専門研修により、以下の能力を得ます。

A. 専門的診療能力習得

1) 様々な傷病、緊急度の救急患者に、適切な初期診療を行える。
2) 複数患者の初期診療に同時に対応でき、優先度を判断できる。
3) 重症患者、多臓器障害を負った患者への集中治療が行える。
4) 他の診療科や医療職種と連携・協力し、良好なコミュニケーションのもとで診療を進めることができる。
5) 必要に応じて病院前診療を行うことができる。
6) 病院前救護のメディカルコントロールが行える。
7) 災害医療において指導的立場を発揮できる。
8) 救急診療に関する教育指導が行える。
9) 救急診療の科学的評価や検証が行える。

B. 基本的診療能力習得

1) 患者への接し方に配慮し、患者や患者家族、メディカルスタッフとのコミュニケーション能力を身につける。
2) プロフェッショナリズムに基づき、最新の標準的知識や技能を継続的に習得し、能力を自律的に維持できる。
3) 診療記録の的確な記載と、医療情報の共有が行える。
4) 救急患者の受け入れに際しては、医の倫理、医療安全に配慮し、患者中心の医療を実践できる。
5) チーム医療の一員として行動できる。
6) 後輩医師やメディカルスタッフに教育・指導を行うことができる。
7) 救急患者や診療に従事する医療者の安全を確保できる。

（岸和田徳洲会病院作成）

比べて頂ければわかるのですが、初期研修医は知識の「習得」と様々な手技の「経験」を目標にしており、後期研修医はそれらの知識を「自律的に習得・維持できる」ことと、手技を「自らの責任のもとに実施できる」ことを目標としています。ここが初期研修と後期研修の一番大きな違いになると僕は考えています。「わかる」ことと「できる」ことには雲泥の差があります。ハイボリュームな救急センターがあるような病院で初期研修の日々を送ると、結構救急対応ができるような気になってしまうこともあるかもしれません。様々な経験を積んだ分、当然自信にはつながると思います。しかし、初期研修医時代の診療は監督下に行われています。診療時には上級医からのアドバイスがあったり、何か処置をしたりするときには上級医の目がありますが、救急後期研修では自身が初期研修医にアドバイスしたり処置のやり方を教育したりする側に回ることになります。また臨床だけではなく、事後に検証して今後の医療の発展に寄与することも考えねばなりません。専門医とはエビデンスに則った医療をきちんとできるというレベルから一歩進み、エビデンスをつくっていくポジションに立たねばならないと考えます。自分でアレコレ考えたい、より救急医療を深めたいという方がいらっしゃいましたら、ぜひ一緒に頑張って頂きたいです。

文献

（1）一般社団法人日本専門医機構ウェブサイト：専門医とは．[http://www.japan-senmon-i.jp]

後期研修医として初期研修医の指導に当たる

初期研修医への指導

前述の通り後期研修医になると、初期研修医に指導する場面が出てきます。初期研修医の間に後輩の指導を行う機会もあるかもしれませんが、基本的に責任を負うのは上級医となります。後期研修医となると、初期研修医の教育を自らの責任において行うので、この点も初期研修医と後期研修医の大きな違いになります。何か現場で質問をもらって、その都度フィードバックをするというやり方でもよいのですが、もし効果的な形にしたかったら、やはりきちんと勉強会の場を設けるとか、相談窓口をしっかりしておくなどしておいたほうがよいと思います。

当院では毎朝の勉強会とカンファレンスのほか、ＬＩＮＥ上での相談所、不定期開催の勉強会などで教育機会を設けています。臨床の場での疑問をその都度解決できればもちろんそれがベストですが、聞こうと思っていたのに聞けなかったこと、普段抱いている些細な疑問などを解決できる場があると、日々抱く「なんとなくわからない」という微妙なところを補完できます。こういうとき、後期研修医は初期研修医にとって力強い味方になります。あまりにも些細なことで偉い人には聞きにくいけれど、年齢も経験も近い後期研修医なら話しやすい部分もあるでしょう。というわけで、後期研修医のときは僕も積極的に教育機会を設けて、初期研修医と関わっていました。

勉強会は、初期研修医＋後期研修医、アドバイザーとしてスタッフクラスの若手医師1～2人という感じで開催できれば最高です。また、あまり堅苦しくない環境というのも非常に重要です。できる限り相談の閾値を下げてスッキリしてもらわなければ、次回参加しようという気も起きなくなります。こういうときはお菓子でも食べながらのんびりやるのが吉です。ビールもあれば最高ですが、院内開催にあたって障壁になります。いつかビール片手にざっくばらんな勉強会や相談会のようなものを当院でも開催すべく虎視眈々と機会を狙っていますが、なかなかそのときは訪れません。まぁ、普通に院外で勉強会をしたほうが早いです。ちなみに福岡ＥＲ時代には、院外で飲みながら勉強会をしていました。

院外飲み会カンファ：MMカンファとJJカンファ

世の中にはMMカンファレンスというものがあります。mortality morbidity conference（死亡および合併症検討会）のことで、死亡した症例や、合併症を発生した症例を持ち寄って、その原因を考察し、対策を議論するカンファレンスです。防ぐことができる死や合併症はできる限り避けたいものです。というわけで、かなり未来志向のカンファレンスのはずなのに、多くの場合、とても暗い雰囲気のカンファレンスになります。もともとは「人はエラーするものだ」という考えに基づき、なるべくエラーしないようなシステムづくりをするものなのですが、歴史が示すように、ついつい魔女狩り的な現象が起こります。システムの改良により、より患者さんの安全を守るという当初の目的は理解しつつも、ついつい「誰がこんなことしたん？」という犯人探しのような雰囲気になりがちなのです。

MMカンファレンスの具体的な運用方法などについては、医学書院から発売されている『内科救急 見逃し症例カンファレンス M&Mでエラーを防ぐ』という書籍にわかりやすく説明されておりオススメです。このカンファレンスが定期的に開催され、未来志向で盛り上がっている病院は非常にハイレベルだと思います。最高です。

福岡徳洲会病院では病院全体のＭＭカンファレンスが行われていましたが、最初はどうしても気持ちが前向きになれないものです。そのため、ＭＭカンファレンスとは別に、もっと突き抜けて気持ちが前向きになるような勉強会を開催しようということで、初期研修医を対象にＪＪカンファレンスというものを開催していました。

jiga jisan conference（自画自賛症例検討会）のことで、これをやったおかげで良いアウトカムが得られたということを、ひたすら自慢して他者に学ぶ勉強会です。「○○を知っていたから○○に気づけた一例」とか、「ＣＰＡに対して蘇生処置が奏効し、独歩退院となった一例」とか、題名を聞くだけで気持ちが明るくなれる、そんなカンファレンスです。しかもこれは病院近くの飲み屋で開催していました。毎回初期研修医に自画自賛症例を持ち寄ってもらって、初期研修医同士、もしくは後期研修医やＥＲスタッフが「おぉ！」「すげぇ！」などと持ち上げつつ、文献考察を含めて検証していくスタイルです。これを考案した先輩救急医は天才じゃないかと思いました。ＪＪカンファレンスは否応なしに盛り上がります。そしてそんな環境の中で、普段実は疑問に思っているようなことを聞くと、ポロっと重要な悩みを聞けたりすることもあります。飲み会は重要です。飲みすぎて何を勉強したかわからなくなるくらいやってしまうと問題ですから、そこは指導医として教育的指導をしつつ酒を嗜んで下さい。

飲めないけどピザで

ということで、院外の勉強会も開催したいと思いつつ、まずは人が集まりやすい院内勉強会から。ＥＲ診療をはじめ、普段の研修生活で困っていることを共有できればと思い、ある日、後期研修医の何人かと初期研修医を集めて勉強会を開きました。「まぁ、ピザでも食べながらやりましょうや」と、ゆるく始めたところ、初期研修医からは以下のような質問が挙がりました。

①輸血のタイミングは？
②吐血の際の消化器内科へのコンサルトのタイミングは？
③頭部挫創のときに糸で縫合するかステープラーを使うか？
④縫合処置後のfollow外来の適切なタイミングは？
⑤突然発症のめまいで考えねばならないことは？

日々、自分でしっかりと患者さんに向き合っていないと出ないような質問ばかりでうれしくなりました。せっかくなので、どんな議論をしたのかここで共有しておきましょう。

①輸血のタイミングは？

これは現在も出血が続いているかどうかという点、そしてどのくらい緊急性があるのかという点を適切に評価する必要があります。来院時点で輸血が必要かどうかを判断しておいて、必要そうであれば来院時点で血液型とクロスマッチ用の検体を確保。ショック状態で明らかに出血している様子であれば、その時点でO型のＲＢＣをオーダー（型合わせなし、放射線未照射）。そうでなければ１０００mL程度の細胞外液を投与して血管内volumeが担保されるか確認します。それでもダメなら輸血考慮、大丈夫なら輸血は控える。そのような判断をしています。最近は特に過剰輸液を避けるべく、なるべく早期に輸血の決断をするようにしていますが、過剰輸血も問題なので、必要十分な点を見きわめる努力を毎回しています。

②吐血の際の消化器内科へのコンサルトのタイミングは？

基本的にはバイタルの安定化が優先されます。救急現場でできることは、気道確保と呼吸の安定化、循環動態の把握です。鮮血を吐いていて、止血しないことには循環動態が落ち着かないのであれば、その時点でコンサルトするか、自分で止めるか。そうでなければ待機的でよいはずなので、原因まで考慮した上でのコンサルトでよいと思います。

③頭部挫創のときに糸で縫合するかステープラーを使うか？
自分がどうされたいかを考えたらわかると思います。後頭部にステープラーされたら痛くて仰臥位になれない気がします……。頭頂部で小さい傷ならステープラーのほうが簡単で速くてよいかもしれませんが。

④縫合処置後のfollow外来の適切なタイミングは？
翌日もガーゼ汚染しそうなほどの傷であれば翌日follow。そうでないなら、翌日感染成立というのは早すぎるので、2日後くらいがよいのではないでしょうか。

⑤突然発症のめまいで考えねばならないことは？
初期研修医は突然発症の持続的なめまいを訴える患者さんの診療をしていたときに鑑別に悩んだようです。本当にsudden onsetなのであれば血管病変を最後まで疑い抜くことが大事。というか、本当にsuddenなら普通は血管病変。たとえば椎骨脳底動脈解離なんかを疑わなくてはならないわけです。痛みを伴わないこともあるし、延髄などは早期にMRIで変化しないこともあるので注意が必要です。[1]
その患者さんはMRIで異常がなく、症状が改善したことから末梢性めまい症ということで「良性発作性頭位めまい症」と診断されていましたが、良性発作性頭位めまい症は半規管の中を耳石が移動して起こるめまいなので、頭位変換からめまいまで数秒あり、移動が落ちつく1～2分程度でめまいも落ちつくはず。そのため、これは少なくとも良性発作性頭位めまい症ではないと考えられます。中枢性めまいかどうかの確実な鑑別は難しいのですが、前庭神経炎など、純粋な前庭神経の障害でめまいが起こっているかどうかを調べる方法として「head impulse test：ＨＩＴ」というものがあります。自分のほうを見ていてくれと患者にお願いし、20度程度、素早く頭部を回旋させて、ずっと自分のほうを向いていれば正常ですが、眼球が一瞬頭部について行って、遅れてこちらのほうを見たとしたら、反射がうまくいっていないということなので、前庭機能が障害されていると考えます。初期研修医はＨＩＴ陽性としていました。ということで、この患者さんは経過観察で改善しましたが前庭神経炎なのでしょうか？　普通はその場合、症状が持続しますけどね。

脳血管障害に話を戻しまして、普通はこれらも症状が持続するのですが、ＴＩＡ（transient ischemic attack：一過性脳虚血発作）のように、一時的な虚血から比較的短時間のめまい症状が発症することも考えられます。また前述のＨＩＴも、脳内後方循環系のＰＩＣＡ（posterior inferior cerebellar artery：後下小脳動脈）領域の障害なら起こらないようですが、ＡＩＣＡ（anterior inferior cerebellar artery：前下小脳動脈）領域の迷路動脈（蝸牛と前庭を栄養）をピンポイントにやられた障害なら、他の症状が出ずにＨＩＴ陽性になってしまうようなので注意が必要です。[2]

本当に突然発症だったのであれば綿密な経過観察が必要で、病歴聴取が非常に大切ということです。脳血管障害が疑われる場合は、できれば入院経過観察。帰宅されるにしても、必ず神経内科か脳神経外科外来followを入れましょう。

……といった内容でした。結構エビデンスが固まっていることとそうでないことがあると思いますし、病院ごとにルールがあったりして初期研修医が混乱することもあります。こうやっていろいろな人が集まって、普段の疑問をもとに話し合えば、知識が統合されたり、意外とルールやエビデンスがないということに気づけたりするのでオススメです。みんなで「あーでもない、こーでもない」と言いながら、ある程度議論が煮詰まったところで上級医からフィードバックをもらえば、知識の保証もされます。もちろん事前に質問内容を通告しておき、回答側もしっかりと準備をしてから勉強会にのぞむのがさらに理想的です。毎回大変ですが、教育は自分自身にとっても一番の成長の機会なので、こういった勉強会を通して後期研修医はさらなる成長をしていくのです。

文献

(1) Saber Tehrani AS, et al:Neurology. 2014;83(2):169-73.

(2) Newman-Toker DE, et al:Acad Emerg Med. 2013;20(10):986-96.

参考文献

●長谷川耕平、他：内科救急 見逃し症例カンファレンス M&Mでエラーを防ぐ．医学書院、2012．

自分自身の日々の勉強

日々の勉強

さてさて、人の心配も大事なのですが、自分の勉強もしなくてはなりません。救急医として普段どうやって知識を身につけるかというのは大切な問題です。初期研修医の頃は指導医がそばにいて、聞いたらなんでも答えてくれたものです。まさに「知識の宝石箱やぁ」みたいな感じで、能動的に調べるということをあまりしなかったので、初期研修を終えてから困ったことになりました。今度は一瞬にして初期研修医から尋ねられる側に回ります。教えてもらったことをそのまま伝えてもよいのですが、その情報の信憑性やいかに？という問題が生じます。胸を張って「立派な先輩たちから教えてもらったことだから、自信を持ってそうしたらいいよ」と言えるくらい立派な先輩に恵まれていたと思いますが、さすがに自分が教える側になると情報の出どころはしっかりさせたくなります。

UpToDate®作戦

後期研修医となり、とりあえず最初の目標を「初期研修医に何を聞かれても答えられるようにしよう」というところに焦点を当てました。というわけで、その日に診た救急患者さんの疾患について、全部「UpToDate®*」で調べてみるということを始めました。

＊UpToDate®：Wolters Kluwer社が提供している医療情報サービス。6500人を超える世界的に著名な医師が執筆・編集・ピアレビューを担当し、厳格な編集プロセスに従って最新の医学情報（エビデンスに基づいた信頼性の高い推奨治療法）をまとめています。（同社ウェブサイトより引用）

全編英語ではあるのですが、まとまった情報、世界的な標準治療がわかります。英語は苦手ではありませんでしたが、得意でもありませんでした。そのため読むのはちょっと大変でした。それでも標準的な治療を知っておくというのは大事なことだと思ったので、聞かれたことをすべてUpToDate®で調べる「UTD作戦」を1年間は続けました。もちろんものすごい量になりました。僕は結果を見ると頑張れるタイプなので、すべてプリントアウトをして読んでいたのですが、本棚の端から端まで埋まる程度の量にはなりました。

書籍にすると数十冊分にはなりますよね。後期研修をしていた福岡徳洲会病院のERは年間1万件の救急車が来るERでしたから、症例には困らないわけです。そういった環境で毎日UTD作戦を展開すると、その日に来た患者さんの症状は典型的なものだったのか、そうではなかったのか、自分たちの治療は世界標準なのか、それよりも進んでいるのか、遅れているのか、などといったことが身につくので非常によかったです。何より患者さんベースの勉強になるので頭に残りやすいのです。

後期研修医勉強会

標準的な治療法がわかったところで、いろいろな壁にぶつかることがあります。他の診療科が一般的治療とは異なる治療法を選択しているというのはよくある話です。他科の選択にただ文句をつけていたら軋轢の原因になるだけで得策とは言えません。そんなときは、どうしてそのようにしているのかということや、どんな経緯でその治療法が確立されたのかというところを教えてもらいます。何でも勉強の機会になります。自施設の治療方針や、自施設ならではのやり方については、その施設の先輩などを交えた勉強会をするのが一番よいと思います。

福岡では週に1回救急科（特に後期研修医向け）の勉強会を開催してもらっていました。毎回何かテーマを決めて行っており、たとえば今週は「敗血症の初期対応について」とか、来週は「肺塞栓の初期対応について」とか。標準治療のまとめをした後、現時点での対応方法、改善点、他科の協力をどの時点でどのような形で請うのかということなどを話し合います。基本的には救急科の先輩ドクターが自施設での経験を教えてくれたり、主要文献を提示してくれ、そのほかの疑問が出たらその時点で他科の医師に聞いたりすることもありました。自分ひとりで勉強するよりも楽しく、非常に勉強になりました。調子に乗って一度、米国で救急の教科書とされる「Rosen's Emergency Medicine」を通読する会を開こうという案も出たのですが、心折れました……。off the jobトレーニングの時間をしっかり取るというのは実に難しいことです。

岸和田徳洲会病院では平日毎朝7時からの勉強会が振り返りの機会となります。指導医→初期・後期研修医向けレクチャーをすることもあれば、後期研修医→初期研修医向けレクチャーをすることもありますし、初期研修医が経験症例を少し掘り下げて症例報告をすることもあります。たとえば、とある1週間の勉強会のテーマはこんな感じ（**表1**）です。

症例報告ではエビデンスに則った標準的な治療がきちんとできているのか、何

表1 ◉ 勉強会のテーマ

月曜日	敗血症の集中管理
火曜日	意識障害で来院した一例
水曜日	敗血症性ショックの一例
木曜日	ダニ咬傷
金曜日	災害医療について

か救命に至った決定的なポイントがあったのか、過去に似たような症例がなかったか、似たような症例があればどうしていたのかなど、しっかり振り返ります。レクチャーではその分野についての疫学や治療法などを体系的に提示します。循環器科医師から心電図の講義があったり、脳神経外科医師から脳卒中の講義があったり、整形外科から脱臼整復法の指南があったり、他科からの講義も盛んです。本当にありがたいことです。

広く深く勉強する

標準的な治療方法を体系的に学ぶという機会と、自分が経験した一例をしっかり振り返るということは、どちらもとても大切なことですよね。どちらかだけではやはりいけないんじゃないか、と僕は考えています。一例一例を大切に学ぶことは、患者さんを大切にすることにもつながります。ただし、体系的に学ぶためにはある程度の数を見なくてはならないと思いますので（見たこともないものは、やはり頭に残りにくいでしょうから）、広く深くの精神が重要です。

勉強したことをまとめる

勉強した内容を何かにまとめておくと、非常に頭に残ります。僕はブログをひっそりやっているのですが、自分が勉強したことや印象に残ったことをまとめる方法として、ブログもよい機会になると考えています。後にしっかり残るのに、場所も取りませんし、しばらく経った後にアクセスすることも容易です。書いておいて、後で研修医に「ブログにまとめたから見ておいて」とやる手をたまに使います。最近は脱臼整復法やマイナー分野の救急疾患の治療法などをYouTubeで紹介してくれている人もおり、そんなものもブログでまとめたり紹介することができます。僕以外の若手医師の中にも救急分野のブログをやっている人がおり、毎回しっかりとした知識の集積をして、教科書みたいな書籍を出すに至った人もいます。すごすぎる……。海外のウェブサイトでも、救急分野の主要文献を提示してコメントをしているものなどもあり、非常に参考になります。そこまではできないなと思いつつ、いつかやりたいなという気持ちもあります。

ブログにまとめるところまではいかなくても、iPhoneを使用していれば、メモ機能を使って気になった情報を書き留めておいたり、ブログや文献をまとめておいたりすることもできます。そのほか、Evernoteに情報をまとめておくといった方法も使えます。これらはメモをパソコンと共有できるので非常に使い勝手がよいです。あと、論文は紙ベースで集めると非常にかさばります。ＰＤＦでDropboxに保存しておいて、分野ごとにフォルダをわけておけば後からでも見やすいですし、場所も取りません。クラウド上にあれば携帯電話からでもパソコンからでも見ることができます。面倒くさいのですが、最悪、紙の状態の資料でもスキャナーで無理やりＰＤＦにして保存しています。研修医や後輩に何か質問されたときに、サッと携帯電話に資料を提示することができます。デキる上司になりましょう（デキると思っているのは自分だけで、実はウゼェと思われているかもしれませんが、そこは目をつぶって下さい）。

まぁ、デキる上司の演出は置いておいて、この紙→ＰＤＦをはじめとした面倒くさい作業をしておくと、後でその作業をした自分に心から感謝することになります。論文も数が増えてくると、「あれどこに置いたっけ？」ということも増えてきますからね。論文についてはEndNoteなどの論文管理ソフトを使用するとさらに便利に活用できます。フォルダにＰＤＦを入れておくだけだと、何がどこにあるのか検索しにくくなりますが、こういった論文管理ソフトを使用すると、出版年やジャーナルの種類、執筆者や内容の検索をすることができるようになります。特にEndNoteはパソコンにソフトを入れていなくても、ウェブ版にログインすることで自分のライブラリーにアクセスできるので、論文のデータをDropboxなどのクラウドに置いておけば、いつでもどこでも目的の論文を検索して読むことができるようになります。あと、様々なジャーナルのreferenceの書式に対応しており、資料作成や論文執筆をする際にも強い武器になります。こういったものを使いこなすと、情報の収集・保存・発信が非常に楽です。

参考

〈筆者のブログ〉

● @ER×ICU～救急医の日常～ [http://ameblo.jp/doctorhero/]

〈若手医師のブログで筆者が眺めているもの〉

● 救急医の挑戦 in 宮崎 [http://ameblo.jp/bfgkh628/]

● EARL の医学ノート [http://drmagician.exblog.jp]

〈海外のウェブサイトで役に立つもの（論文のサマリー情報をまとめてくれているウェブサイト）〉

● Best Evidence Topics (BETs) [http://bestbets.org/index.php]

院外での勉強会

院外での勉強会への参加は、院外の友人をつくるきっかけにもなり、僕自身そういった勉強会などを通じてだいぶ世界が広がりました。救急の分野はまだまだニッチで、仲間を見つけるとそれだけでもやる気が出てくるというものです。ここでは日々の勉強の助けとなる若手救急医の集まりと、標準化した教育コースについてお話しします。

EM Alliance

「EM Alliance」という組織をご存知でしょうか？　正式名称は総合救急医学研究会（英名：Emergency Medicine Alliance）。ER型救急を志す人たちで構成されるNPO法人です。ウェブやメーリングリストを通してER領域の知識のアップデートを共有したり、病院間の横の連携を強めたりして、日本でERという文化を根付かせ、患者さんの利益になるよう日々活動しています（ウェブサイト：http://www.

emalliance.org)。

これまでに述べた通りＥＲ型救急は日本では歴史が浅く、ＥＲ医もやはりまだまだ日本社会に根付いていない存在なので、なかなか目標になる人がいなかったり、仲間を見つけにくかったりして孤独を味わうことが多いです。救急専門医ですら、日本には４０００人程度ですものね。このままではいかんと、お互いに励まし合い、そして成長し合うことが必要だということで誕生したのがEM Allianceです。日本では、かなりレアな存在であるＥＲ医によるＥＲ医のためのネットワークをつくることを目標としています。僕がこの団体を知ったのは卒後３年目の頃でした。ニッチな業界に足を突っ込んだばかりで若干の不安もありましたが、この団体を通して出会った先輩方がそれぞれの施設で活躍する姿を見てだいぶ勇気づけられた記憶があります（なんだか変な宗教の勧誘文句みたいになっていますが、違いますよ！）。

現在、参加人数は徐々に増えつつあり、今では２５００人を超えるネットワークとなりました。平成29年（２０１７年）２月に東京都からＮＰＯ法人として認められ、ＥＲ医のためのみならず、救急総合診療の発展が患者さんの利益につながるよう日々活動しています。運営にはいろいろなグループが関わり、様々な情報発信もしていますので、ちょっと活動内容の紹介をします。

①ウェブ、メーリングリスト

みんなが集う場所であるウェブサイトの管理や、情報共有の中心の場となるメーリングリストの運営を行っています。メーリングリストへの登録は簡単で、ウェブサイトから申し込みを行うだけです(EM Allianceメーリングリスト申し込み：http://www.emalliance.org/information/entry/ema)。救急に少しでも興味があるという人はぜひ登録してほしいなと思います。

②なでしこ

ただでさえレアなＥＲ医の中でも、さらにレアな女性ＥＲ医の集まりです。救急医として活躍しながら女性としても輝く人生を送るためにはどうすればよいかということに関して、実体験を交えつつ様々な情報を発信しています。女性救急医だけのメーリングリストもあります(EM Allianceなでしこメーリングリスト申し込み：http://www.emalliance.org/information/entry/nadeshiko)。

③教育

教訓的な症例提示や、主訴から見た心電図の症例提示など、みんなの勉強になりそうな情報をメーリングリストで毎月送っています。僕はここに所属して、毎月の教育症例作成に携わっています。かなりの情報が蓄積され、教育班から心電図や症例の書籍も出版されました（121頁参考文献参照）。ぜひご覧頂けましたら幸いです。

④JEMNet (Japanese Emergency Medicine Network)

日本ではなかなか根付かない臨床研究の分野について、積極的に情報発信をしています。臨床研究の足がかりをつくったり、論文作成の追い風になったりと力強いグループです。海外のＥＲで活躍する医師も所属しており、国際学会での発表や英語論文作成のお手伝いなどもしています。世界へ羽ばたくなら心強い味方となります。実際に海外留学をした方も何人かおり、そういったことに興味がある人への情報共有もできるかもしれません。僕自身も米国の救急医学会での発表や論文作成の過程で多大な援助をもらいました。

⑤文献

救急に関する情報を個人で集め続けるのは、なかなか大変です。このグループは主要雑誌の救急に関する文献をメーリングリストで月に2回紹介しています。知識のアップデートもみんなでするのです！

⑥ジャーナルクラブ

自分ひとりで論文を読むのは心折れる作業です。さらに、批判的吟味ができる情報リテラシーを持ちつつ論文に向かうには、それなりの心構えが必要です。そんな論文を、みんなで楽しく正しく読むにはどうしたらよいのかということを発信します。

⑦ミーティング

EM Allianceでは年に2回集会を開き、全国各地から集まったERを志す仲間と一緒に勉強して情報交換する場をつくっています。普段、生で話を聞くのが難しいような著名人を招いて講演会を開催したり、明日からすぐ使える技術を習得すべくハンズオンセミナーを開いたりと、濃密な1日を提供しています。深夜まで開催される情報交換会では話題がつきません。

というわけで、様々な活動をしているEM Allianceですが、幹事3人と力強い会計メンバーに支えられながら、今後も日本のERを盛り上げようとしています！　日本の救急医療・ER診療の質向上のため、熱烈に仲間を募集していますので、よかったらウェブサイトのほうもポチってみて下さい。学生さんでも参加可能ですし、若手に限らず気持ちが若い先輩医師の参加もお待ちしています。ご指導賜れたらと思います。

様々なメーリングリスト

先述のEM Allianceのほかにも、救急関連で様々なメーリングリストがあるので、少し紹介しておきます。

①IDATEN：日本感染症教育研究会(Infectious Diseases Association for Teaching and Education in Nippon)

「イダテン」と読みます。メーリングリストで感染症治療に関する最新情報や、各地で行われている勉強会などの情報を共有しています。また日々の臨床で困った症例をみんなで考察したり、助言し合ったりという展開もあり、実践的なメーリングリストになっています。IDATEN主催のセミナーやケースカンファレンスも活発に行われているので、登録しない手はありません。メーリングリスト登録はウェブサイトからできます(http://www.theidaten.jp)。

②JSEPTIC：特定非営利活動法人日本集中治療教育研究会(Japanese Society of Education for Physicians and Trainees in Intensive Care)

「ジェイセプティック」と読みます。こちらは集中治療系の情報をメーリングリストで発信しています。こちらも定期的にセミナーを開いているほか、集中治療の基礎を学ぶトレーニングコースＦＣＣＳ(Fundamental Critical Care Support)も開催しており、集中治療分野も担保する救急医にとっては非常にありがたいグループです。また、年４回「Intensivist」という機関誌を発行しており、最新の知識をわかりやすくテーマごとにまとめてくれています。こちらもメーリングリスト登録はウェブサイトからできます(http://www.jseptic.com/)。

標準化した教育コース

メーリングリストの中で知識を得るということについて述べてきましたが、実際に体を動かして学ぶ、標準化された教育コースについても書いておきます。有名なところではＡＨＡ(アメリカ心臓協会)が行っているＢＬＳコース、ＡＣＬＳコースなどがあります。病院から離れて、１日～数日間かけてシミュレーショントレーニングと座学を通して様々な医療スキルを身につけられる教育コースが各地で開催されています。こういったコースでは体系化されたカリキュラムを通して、臨床における様々な分野の知識や技能を身につけることができるので、短期集中で成果を上げたい人は積極的に参加するとよいと思います。主なトレーニングコースを**表1**にまとめましたので参考にしてみて下さい。

(表1　つづき)

日程	参加費	ウェブサイトURL
1日	18,100円	http://acls.jp/archive/course/course_bls2010.php
2日	38,300円	http://acls.jp/archive/course/course_acls2010.php
2日	42,300円	http://acls.jp/archive/course/course_pals2010.php
1日	数千円	https://www.icls-web.com
2日	58,000円	http://www.jtcr-jatec.org/index_jatec.html
1日	数千円	https://www.jptec.jp
3日	60,000円	http://www.mimms-jp.net
1日	数千円 (原則一般公募なし)	http://square.umin.ac.jp/jadm/mcls/mcls_top.html
2日	50,000円	http://www.jseptic.com/seminar/fccs.html
1日	15,000円程度	http://www.oppic.net/item.php?pn=blso.php
2日	35,000円	http://www.oppic.net/item.php?pn=provider.php
1日	8,000円	http://jsem.me/training/peec.html
1日	10,000円程度	http://www.isls.jp/top.html

(筆者作成)

表1 ◉ 主な標準化した教育コース

コース名	内容
BLS (Basic Life Support)	一般人も参加可能な救命処置のトレーニングコース。成人、乳児、小児の一次救命処置、気道異物の除去、AEDの使用方法を学ぶ。
ACLS (Advanced Cardiovascular Life Support)	医療従事者、救急隊員(BLS有効期限内資格保持者)を対象としたコース。より高度な二次救命処置を学ぶ。心停止、重症不整脈、急性冠症候群、脳卒中の診察および治療法を扱う。
PALS (Pediatric Advanced Life Support)	医療従事者を対象としたコース。BLSからACLSを通して目の前の乳児、幼児の呼吸、循環系に関わる緊急病態や心停止の評価と管理を学び、小児に対する救命、治療スキルを高める。
ICLS (Immediate Cardiac Life Support)	医療従事者のための蘇生トレーニングコース。日本救急医学会主催。
JATEC™ (Japan Advanced Trauma Evaluation and Care)	「外傷初期診療ガイドライン」に基づいて標準初期診療手順が実践できるようになることを目標としたトレーニングコース。医師対象。
JPTEC™ (Japan Prehospital Trauma Evaluation and Care)	日本救急医学会公認のプレホスピタル(病院前)での外傷教育プログラム。
Advanced MIMMS (Major Incident Medical Management and Support)	災害現場における大事故災害医療対応の基礎について学ぶコース。
MCLS (Mass Casualty Life Support)	災害医療または防災業務に従事する者が対象。災害時に発生した多数傷病者への対応を学ぶコース。
FCCS (Fundamental Critical Care Support)	米国集中治療医学会(SCCM)が企画運営。集中治療を専門としない医師、集中治療に携わる医療従事者を対象に集中治療の初期治療を学ぶ。
BLSO (Basic Life Support in Obstetrics)	病院外や救急外来での急な分娩の対応、また産科救急の初期対応までの能力を身につける。
ALSO (Advanced Life Support in Obstetrics)	医師や、そのほかの医療従事者が、周産期救急に効果的に対処できる知識や能力を身につける。プライマリケア医が分娩を扱えるようになることを目標とする。
PEEC (Psychiatric Evaluation in Emergency Care)	日本臨床救急医学会主催の精神科救急教育コース。精神科医のいない状況でも、精神科的症状を呈する患者へ、標準的初期診療を提供することを目標とする。
ISLS (Immediate Stroke Life Support)	神経蘇生の標準的な診察または観察の学習を行う。

結構値段が張るコースもありますよね。ただこれらの教育コースの講師陣は、受講生の理解が進まないとしたら講師の伝達方法に問題があるのではないか、という姿勢でのぞんでいます。そして多くのコースで、ほぼマンツーマンに近いくらいの講師を用意して実習を準備しています。僕も参加するまでは「高いな……」と思っていたのですが、受講すれば値段相応だったなという感想になりますし、明日からすぐに使える力が確実に身につくので、これらにも積極的に参加すべきだと思います。

救急医療に従事するのであれば特に、臨床以外の社会貢献として、こういった教育コースのインストラクターの道もあります。興味のある分野があれば、参加するだけではなく広める側にも携わって頂ければ幸いです。僕はＩＣＬＳやＪＡＴＥＣ™のインストラクターをしているのですが、基本的に大学までの教育とは異なり成人対象の教育というのが前提で、指導方法はコーチングに近いものになります。もちろん、前述の通り受講生の理解が進まないとしたら自分のインストラクションに問題があるはずだということで、日々精進していきます。医師として生きていくなら、いずれは後輩の教育に関わりますので、こうした活動は必ず自分のためにもなりますよ。

ＤＭＡＴ

教育コースの話に関連して日本ＤＭＡＴにも触れておきます。

僕は日本ＤＭＡＴに所属しています。つまりＤＭＡＴ隊員です。かつて帰ってきたウルトラマンの怪獣攻撃隊「ＭＡＴ隊員」を見て憧れた少年は、30年の時を経てＤＭＡＴ隊員となりました。ＤＭＡＴはdisaster medical assistance teamの略で端的に言うと災害医療チームです。「災害の発生直後の急性期に活動が開始できる機動性を持った、専門的な研修・訓練を受けた災害派遣医療チーム」というのが定義となります。災害の現場に赴いて現場で医療活動を展開したり、被災した病院のサポートに入ったり、病院間搬送のサポートをしたり、広域医療搬送に携わったり、世間では瓦礫の下の医療がクローズアップされているかもしれませんが、現場以外でも活動する機会のある組織です。専門的な研修・訓練を受けた災害派遣医療チームなので、当然研修を受ける必要があります。

研修は４日間。結構倍率が高いらしく、なかなか参加できないようです。災害拠点病院や、ＤＭＡＴを所有する病院で勤務することで参加のチャンスを得られると思うので、もし災害医療に興味がある方は、そういう施設で後期研修を考えてみるのもよいと思います。ＤＭＡＴ研修は４日間もあるとはいえ、かなりみっちり行われます。ＤＭＡＴ研修は兵庫と東京の災害医療センターで行われますが、僕たちは大阪から兵庫の災害医療センターまで通いながら研修を受けました。朝7時過ぎにチームで病院を出発して、夜まで講義と実習。家に帰ったら22時といった感じのきつい日程でした。それでもいつか日本のためになるかもしれない、なりたい、という気持ちで食らいついていきました。

もともとＤＭＡＴの発端は阪神淡路大震災。あのとき、「適切な医療を展開すれば救えたはずなのに救えなかった」人が多数いたのではないかという反省がありました。もちろん災害現場もそうですが、広域搬送や情報共有の強化が必要だと考えられ、当時の救急医を中心に災害時の救急医療システムを立ち上げようと諸先輩方が尽力したわけです。時は21世紀になり、災害医療センターの医師が中心となり災害派遣チームの運用を実現し、それと同時に通信手段も発達し、ドクターヘリも実用化されました。今では災害時に分単位でチーム編成して各地から被災地へ出動できるような体制にまでなり、そして被災地外での受け入れ体制も整うようになりました。ＤＭＡＴに所属しているからといって特別昇級するわけでもないし手当が出るわけでもないですが、やり甲斐は半端ないと思います。講義と実習は前述のＭＩＭＭＳやＪＡＴＥＣ™を踏襲した内容になるので、いつかはＤＭＡＴにと考えている方は日々の研修に加えて、積極的にこのような院外での研修に参加しておくとよいと思います。

参考文献

●EM Alliance教育班：主訴から攻める心電図～異常波形を予測し、緊急症例の診断に迫る！．渡瀬剛人、編．羊土社、2015．

●EM Alliance教育班：君ならどうする!? ER症例に学ぶ 救急診療の思考プロセス．薬師寺泰匡、編．日本医事新報社、2017．

メンターを見つける

メンターって？

よく、「研修医はメンターを見つけよう！」みたいなことを言われます。メンターは仕事上の指導者や助言者を意味する言葉です。ギリシャ神話の人物で、ホメロスの叙事詩「オデュッセイア」に登場する賢人メントルに語源を持ちます。「身近なよき相談者」というのがそのポジションかと思いますが、一部の一般企業ではメンター制度を敷いており、先輩と後輩をペアにするような形で新入社員などの精神的なサポートを専任者が行うようになっています。

最近は初期研修病院でもメンター制度を敷いて、いろいろと相談できる環境を整えているところも増えてきました。残念ながら、僕が岸和田徳洲会病院で初期研修を行った頃にはメンター制度がなかったのですが(今もありませんけど)、僕は運良く職場に大学の部活の先輩がいました。まぁ、元を正せばその人に誘われて今の病院で研修することになったので面倒を見てくれないと困るのですが、困ったことがあると相談したり、進路の悩みを聞いてもらったり、たまに美味しいものを食べに連れていってもらったり、いろいろなサポートをしてもらいました。直接相談することはなくても、何かあったらその人に相談すればよいという後ろ盾があるだけでも非常に頼りになります。

メンターを見つけろ、と言われても……

初期研修病院については、結構教育熱心でしっかりした教育体制を整えているところも多くなってきましたが、救急後期研修でメンターを見つけろと言われると、なかなか困難な状況が生まれるというのが正直なところかもしれません。なにしろ救急後期研修をする人が限られており、自分の数年先輩が身近に存在するというのは贅沢な環境というのが現状です。僕が後期研修をした施設には1～4学年上の先輩が何人かおり、私生活のことや育児、自分が受けるべき院外研修や必要なスキルについてなど、いつでも相談できる環境にありました。ただ、僕のようにその辺にいる人を捕まえて聞けてしまう図々しい人はあまり悩まなくてすむのですが、先輩がたくさんいても、馬が合わないと話にならなかったりすることもありますよね。

メンターがいる病院は研修しやすい

身近に相談できる人がどのくらいいるかというのは、研修先を選択するにあたり非常に重要な意味を持つと思います。「ちょっと厳しいなぁ」とか、「ちょっと辛いなぁ」と思うことがあったとき、すぐにそれを相談して解消していかないと、どんどん内に溜めて自分が参ってしまいます。いろいろ病院見学に行く機会はあると思うのですが、メンターとなれそうな人がいるかどうかという点はよく考慮してほしいと思います。どんなに症例が豊富で偉い先生がいても、ささいな悩みごとが積み重なると研修どころではなくなります。自分の背中を押してくれるような人、直接成長のきっかけをくれるような人がいて、ちょっとしんどいと思ったときに「しんどいっす……」と相談できる人がそばにいるということは、心の支えになります。

今のところ当院ではそういうシステムを構築できていないのですが、せめて何かできることはないかと考えた結果、研修医と自分の間でＬＩＮＥ相談所を開設しました。ちょっとした連絡、困ったこと、困った症例、システム上の瑕疵などを気軽に相談できる場所として使ってもらっています。救急部内でもこういうケアが行き届くようにするのは今後の課題です。

メンター見つからないっす

ということで、後期研修でメンターを見つけるのは難しいかもしれません。身近にもし、このような相談ができる人がいなかったらどうしたらよいのでしょうか……。まぁまぁ、どうか悲観しないで下さい。昔より世界は本当に狭くなりました。院内に相談相手がいないのであれば、院外にそれを求めればよいのです。僕は相談相手は院外でもよいのかな、と思っています。自分にとって最も大きな出会いは先述のEM Alliance（109頁参照）でした。自分と志を同じくする人が日本のどこかで頑張っていて、自分が通った悩みはだいたいその中の誰かが既に抱えたものだったりします。たまに会ったり、SNSを通して相談したりするだけでも、だいぶ気持ちが軽くなった経験があります。もちろん、その施設でなければ解決できない問題もありますが、仕事と私生活のバランスに悩んだり、どのような院外研修を受けるべきか考えたかったり、仕事がうまくいかなくて成長に行き詰まりを感じているときなど、院外の先輩にも相談できることは多々あります。EM Allianceは若手先輩救急医が多数集まる場所なので、ぜひ有効活用してもらえたらと思います。

メンターとロールモデル

メンターとよく似た言葉にロールモデルというものもあります。こちらは相談役ではなくて、めざしたい人物像とでも言いましょうか。めちゃくちゃ偉い人でも構わないし、手の届きそうな範囲の人（とか言ったら失礼？）でも構いません。具体的に「このようになりたい」と思う人のことをロールモデルと言ってよいと思います。身近な人がロールモデルであれば、よりその目標は具体的なものになるでしょうし、めちゃくちゃ偉い人がロールモデルであれば、その目標は壮大なものになります。メンターと違って思い悩んだときに相談はできないかもしれませんが、その人がどのような道のりでそのポジション、人物像にたどり着いたのかということを知ると、自分が進むべき道がはっきりしてきたりします。

救急医のロールモデル

救急医というのは本当にアメーバのごとく姿形を変えて働いています。外傷センターで「首から下はすべて手術します」みたいな活躍をしている人もいるかもしれないし、北米型ＥＲ体制を構築した病院で、「眼科や耳鼻科などの疾患から外傷初期対応まで、どんとこい！」とばかりに軽症から重症まで、とにかく外来患者さんの対応に当たっている人もいるかもしれないし、内科系知識を武器に集中治療分野で救急医療に携わっている人もいるかもしれません。最近ではドクターカーやドクターヘリに積極的に搭乗して病院前救急医療を実践している人もいると思います。実際にいろいろな救急医の働き方を見て、このようになりたいと思える人がいたら、その人がどんな経歴をたどったのかインタビューすることで、今後自分が身につけるべきスキルや知識を確認することができます。最も理想的なのは、その人のそばで働いていろいろと身につけることかもしれませんが、遠く離れた人でもロールモデルにしたいと思える人がいれば、どんどん参考にしたらよいと思います。

薬師寺、お前はどうしてるんだ

僕個人としては、ロールモデルが誰か1人だけいるというわけではありません。いろいろな分野で活躍されている人がいらっしゃいますので、その中で吸収できそうなことをその都度目標にしているような感じです。たとえば、臨床研究の論文を多数発表しているような先輩がいれば、どうやって何本も論文を仕上げているのかといったことを聞いて参考にしてみたり、研修医教育に力を入れている人がいれば、どのような指導をしているのか、また自己研鑽をどのような場で積んでいるのか、ということを参考にしたりという感じです。「全部やれます」という神様みたいな医師は存在しませんから、自施設で求められている自分、これからなりたい自分、今の自分の姿などを照らし合わせながら道を探ってみて下さい。

救急医のキャリアプラン

救急医は将来心配？

救急医のキャリアプランが話題に上ることがあります。「何か一芸がないと医療界では生き延びられない」とか、「ジェネラルにやった結果、すべて中途半端になってしまう」とか、いろいろなことを言われます。学生や研修医に「救急やろうぜ！」とお誘いすると、「救急でしっかり勉強したい気持ちはあるけれど、一生続けるのは……」とか、「将来が不安……」みたいな声もちらほら聞かれます。しかし、これについて僕は完全に楽観視しています。この先も救急疾患が絶えることはなく、どのようなスキルを持ってどのような働き方をしていようと、必ず自分に仕事はあると断言できるからです。

実は救急医も悩んでいた⁉

そうは言っても周囲からアレコレ言われたりすると、ちょっと不安になってしまうのが人情です。実は学会の場でもそのような不安を形にしたようなセッションもチラホラ存在していました。たとえば2015年に開催された日本救急医学会学術集会では、ワークショップ「きみは一生救急医を続けられるか」とか「救急科専門医の明日を語ろう」。2017年に開催された日本臨床救急医学会学術集会では「救急科専門医の魅力を語ろう」。こんなセッションがある時点で、救急医とは一生続けられるか不安な仕事で、明日を語らなければならないほど明日が見えない世界で、自分たちで魅力を語らねば見失いそうな状況なのだ、ということを示唆しているようで、とっても気持ちが暗くなっちゃいます。前述の通り、僕はまったくそんなことはないと思っているのですが……。

救急医のアイデンティティー

なぜこんなに不安なのかということを考えてみたのですが、最終的には救急医のアイデンティティーというところに行き着くのではないかと思います。他科の医師からも、「救急医にはアイデンティティーがない」

「救急医って何やってるの？」と言われることがあります。このように「あなたの仕事は何ですか？」と聞かれて「救急医です」と言っても、あまり確固たるイメージが伝わらないので不安になるのでしょう。

「アイデンティティー」というのは、普遍的な自己同一性みたいなものです。まさに先ほど書いたように、「あなたは何をしている人なのか？」という質問にバシィッ！っと答えられるようなものがあれば、それがアイデンティティーになると思います。救急医の場合、これが本当に難しいのです。この本の最初のほうに書きましたが、日本において救急医は非常に歴史の浅い存在で、世間一般の認識では、救急医のイメージがしっかり確立されていません。

以前、このことを如実に物語る出来事がありました。僕の実家は病院をやっています。あるとき、休日診療の手伝いをしていたのですが、そこで外来看護師さんとこんな会話がありました。

看護師：「泰匡先生は何科で働いてるんですか？」

僕：「救急科ですよー」

看護師：「それって内科ですか？　外科ですか？」

僕：「区切りがないんですよー。老若男女急性期全般です」

看護師：「えっ？」

まるで別世界の生命体を見るような眼差しでした。医療従事者がそうなのですから、一般人に「救急科の医師です」と自己紹介しても、そりゃ伝わらないことのほうが多いかもしれません。10年前に比べると映画や小説やドラマのおかげで少し認識が広まったのかもしれませんが、救急医という言葉が市民権を得るにはもう少し時間が必要な印象です。

そういえば、昔フジテレビが制作していたテレビ番組『世にも奇妙な物語』で「ズンドコベロンチョ」という話がありました。周囲の人がズンドコベロンチョという言葉を当たり前のように使っており、周囲の人同士ではしっかり意味が通じているのに、主人公だけはその意味がわからない。誰かに聞きたいのだけれど、プライドが邪魔して質問もできない。最終的に発狂してしまうくらいに「ズンドコベロンチョってなんやねーん」となってしまう面白い話だったのですが、一般人の間では救急医は「ズンドコベロンチョ」みたいなものかもしれません。ドラマでは最後までその意味は明かされませんでしたが、救急医という存在にどんな意味づけをされるかは、今後の我々の活躍にかかっているのだと肝に銘じて励みたいと思います。

結局、救急医のアイデンティティーとは

やはり救急医の仕事は多岐にわたるので、こうです、とはなかなか言いづらいものがあります。病院前救急診療、ＥＲ診療、集中治療、外傷診療、災害医療、メディカルコントロール……。おそらく、いろいろな救急の仕事があるために、アイデンティティーと言えるほどの何かが定まらないのではないかと思っています。しかしこれは別に悲観するようなことではなく、働いている医療機関、地域に合わせて仕事内容を変えられるということです。活躍できる場がないからアイデンティティーが定まらないのとは訳が違うのではないかと思うのです。様々な分野で確かなニーズがあり、実際にそれぞれの道で専従している救急医も増えてきています。仕事内容がアレコレありますし、時と場合によって仕事内容が変わったりするので、救急医の仕事はより一層見えにくくなっています。しかしニーズに応える形で道を切り開いてきた歴史が確かにあります。今ある仕事に対応しつつ、変化する社会に適応する力が救急医には求められているのだと認識しています。そうやって姿形を変えながら、臨機応変に広く急性期疾患に対応しているのが救急医ということでよいと僕は考えています。

広がるキャリアプラン

古くから多くの大学で救急部門の医局体制を敷いてきていれば、いろいろな人生がもっと見えやすかったのかもしれません。ある程度定まった道みたいなものが見えてくると、安心して進めるという面は確かにあるでしょう。ただ、道が定まっていないというのは、むしろ喜ばしいことだと僕は思います。救急医療分野でやりたいことを何でもできるのですから。実は、こんなことを言いつつ、それぞれの分野にある程度、道ができてきています。外傷センターは都会だけのものではなくなってきていますし、ＥＲ型救急を行っている施設もめずらしくなくなりました。また、ドクターヘリやドクターカーを運営している病院もますます増えてきました。僕ら若手救急医はこの点について先人に感謝しなくてはなりません。

まだまだアメーバのように姿形が定まらない救急医ですが、最近の新たな動きとして、「救急クリニック」という形もあります。たとえば埼玉県川越市で開業された川越救急クリニックの上原先生。みなさんもご存知かもしれませんが、川越救急クリニックは診療所でＥＲ診療を行っています。このご活躍は、私たちにこれまでなかった救急医の生き方を示してくれています。勤務医という形だけでなく、開業という道も開けました。

救急医はたぶん続けられる

ちなみに当院の救急部長は還暦を迎えていますが、現役バリバリです。笑顔で元気に楽しそうに働く部長を見ていると、救急医を一生続けられるかどうかという疑問は吹き飛びます。楽観的すぎるかもしれませんが、一生懸命やっていれば何でも楽しいし、楽しければ続くと思うのです。僕も今とても楽しいです。救急医としての基礎力を固めつつ、大阪の笑いをしっかりと伝授して頂くまで、修行の日々です。

第4章　救急ならではの症例紹介

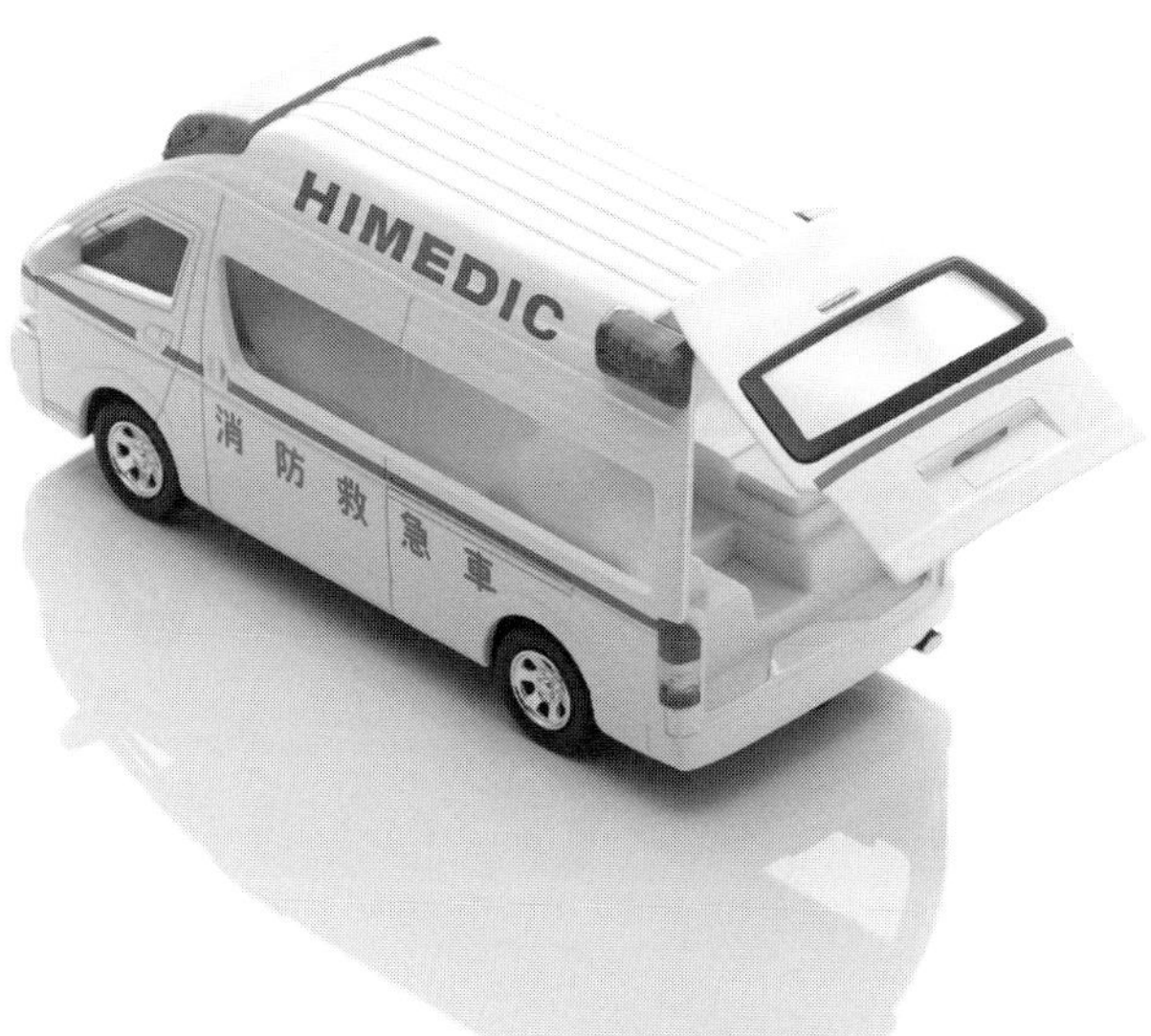

救急ならではの症例

ここまで救急医療についてや、救急医ってどのような人なのか、どうやってなるのか、どのような毎日を送っているのか、などを紹介してきました。何となくイメージは伝わったと信じていますが、具体的にどのような仕事をしているのかということを紹介して、少し現場の雰囲気を共有するとともに僕らの仕事の理解につなげて頂こうかと思います。

おそらく昔ながらの外傷救急のイメージは何となくお持ちですよね？ ただ近年、外傷救急は激減し、救急医として取り組まねばならない分野はより多様化してきています。楽しいこともたくさんあるし、やりがいも大きいのですが、辛かったり、社会問題に直面したりすることも多々あります。というわけで、この章ではＥＲ型救急でよく対峙する飲酒関連の問題、心停止患者への対応、マイナーエマージェンシーと呼ばれる分野、救急集中治療で重要な熱中症と敗血症について扱いながら、我々の仕事内容や、考えていることなどを具体的に共有していきます。

救急ならではの症例1 「アルコール関連」

酩酊患者はERで好かれていない?

普段、予約外来をやっていて酩酊した人が予約票を持って現れることは滅多にないと思います。ところが、夜間に救急外来にいると、必ず出会うのが酩酊患者さんです。お酒を飲むと判断能力の低下から負わなくてよい外傷を負ったり、巻き込まれたくない暴力事件に巻き込まれたり、アルコールそのものの薬理作用から体調が悪くなったり……。ということで、救急をやっているとアルコールの負の部分をよく目にします。ちなみに僕はお酒が大好きなのですが、見境のない酒飲みは大嫌いです。酔っ払ってわけがわからなくなってしまうまで飲むようなことは、お酒の生産者に対しても失礼な気がします。とはいえ、軽度酩酊状態でも転倒したり、気分が悪くなったり、不整脈を誘発したり、大量飲酒する人以外でも救急受診する人は多く、いつ誰がその状況になってもおかしくないのです。社会のセーフティネットとして、我々は酩酊患者さんとの付き合い方について真剣に考える必要があります。

まぁ、必要がありますとか言っている時点で、現実はまだまだということなのです。実際は、飲酒を伴う事案は搬送先選定に苦慮することが多く、警察に保護を依頼するにしても、急性アルコール中毒以外の病気が隠れている可能性を医療者に検討してもらっていない状況での保護は警察も躊躇します。酔っ払って道端で倒れている人などは余計にそうです。寝ているだけかもしれませんが、酩酊して意識障害が起こっているのか、頭部打撲して頭蓋内出血して意識障害が起こっているのか、見た目では判断がつきません。かといって、そういう人を救急搬送しようとしても、病院に搬送するとトラブルを起こす可能性が高いので病院側は嫌がる場合が多いです。

酩酊患者さんの嫌われようはなかなかのもので、酩酊しているというだけで何件もの病院に断られて、遠方から1時間程度かけて搬送されてくることもあります。救急隊は搬送先を見つけることができず、現場から動けないまま時間だけが過ぎていくということも往々にしてあります。頑張って受け入れろというのは簡単ですが、受け入れるほうもなかなか大変です。救急車で来ておいて診療拒否されることもあるし、暴れることもあるし、セクハラすることもあるし……。全員が全員そうではないですが、酔っ払いは自制心が効かない人間だと思って対応しないといけません。そのような危険人物を酔いが醒めるまでERで見ておくのは本当にリスキーです。医師だけの努力でなんとかなる問題ではなく看護師や医療安全室の協力が不可欠ですが、積極的に酔っ払いと絡みたい人などいませんので、結局、救急受け入れのお断りにつながります。

酪酊者の対応

さて、どのようにしてこの問題と向き合うかというのはそれぞれの病院で個性が出ます。屈強なガードマンを雇っているところもあるかもしれませんし、強面の救急医やナースが控えている病院もあるかもしれません（ないか……）。か弱い（？）救急医の僕としては、やはり暴力のリスクから離れることができれば安心して治療できるわけです。せめて検査の間だけでも屈強な救急隊員がついていてくれたら病院側は少し安心だろうと思うことがあります。また、検査のあとに急性アルコール中毒以外の疾病や傷害がなさそうだと思い、警察に保護を依頼したところで動いてくれないことも多く、朝まで酔っ払いのお守りをしなくてはならないこともしばしばです。お守りだけしていればほとんど問題はないのですが、それに注力していると他の患者さんの診療が滞るので大変問題です。

ちなみに酪酊患者さんのお守りは、医療行為ではありません。保険点数の規定もありませんし、治療法もありませんし、ただ寝ている患者さんが起きるまでの場所とマンパワーを提供するだけの、無償の愛にあふれた行為です。入院させてしまえばもちろんお金は入るかもしれませんが、勝手に入院手続きをしたりしようものなら、あとで本当にトラブルになります。呼吸抑制がきたり嘔吐誤嚥されたりすると、そのときはまさに救急医療の出番になります。しかし、低酸素脳症や誤嚥窒息を起こされたらむしろ負けです。そんなことが起こらないかどうか、ただERで観察を続ける医療従事者。酩酊して運ばれたことがある人は関係するすべての人に感謝しましょう。

話を戻しまして、酩酊患者さんを躊躇なく受け入れるためにはどうしたらよいかということですが、解決策を2つ提示しておきます。1つは搬送前に、疾病・外傷がなかった場合きちんと警察に保護して頂けるよう調整を得る方向で動くこと。もう1つは、搬送後の酩酊者対応の協力を救急隊や警察に得ておくこと。この辺りを搬送前に自分がやるか、救急隊にやって頂けると、少しスムーズに話が進むのではないかと思います。行政と病院が連携して、酩酊者の健康を守るという前向きな気持ちで取り組まねば、いつまでたっても酩酊者はほったらかされたままです。参考までに、酩酊者の保護については警察の仕事とされているので、関連する法律を挙げておきます。

「警察官職務執行法」

第三条　警察官は、異常な挙動その他周囲の事情から合理的に判断して次の各号のいずれかに該当することが明らかであり、かつ、応急の救護を要すると信ずるに足りる相当な理由のある者を発見したときは、取りあえず警察署、病院、救護施設等の適当な場所において、これを保護しなければならない。

一　精神錯乱又は泥酔のため、自己又は他人の生命、身体又は財産に危害を及ぼすおそれのある者
（以下略）

「酒に酔つて公衆に迷惑をかける行為の防止等に関する法律」
第三条　警察官は、酩酊者が、道路、公園、駅、興行場、飲食店その他の公共の場所又は汽車、電車、乗合自動車、船舶、航空機その他の公共の乗物（以下「公共の場所又は乗物」という。）において、粗野又は乱暴な言動をしている場合において、当該酩酊者の言動、その酔いの程度及び周囲の状況等に照らして、本人のため、応急の救護を要すると信ずるに足りる相当の理由があると認められるときは、とりあえず救護施設、警察署等の保護するのに適当な場所に、これを保護しなければならない。

話ができない人の対応

酩酊患者さんの対応において、なかなか大変な思いをすることは多々あるのですが、それでも話ができる人はほとんど問題ありません。問題は話ができない患者さんです。場合によっては身元も怪しかったり、家族がいるのかいないのかもよくわからなかったりするようなこともあります。まったく意識がなくなってし

表1 ◉ 酩酊状態で救急搬送された一例

【症例】20歳代、男性

【現病歴】駅のトイレで倒れているのを通行人が駅員に伝え、駅員が救急要請。発語は認めるが理性的な会話は成り立たない。著明なアルコール臭あり。搬送中はおとなしかったが、病院到着後は「何もしないでいーよぉー。検査とかぁー、大丈夫だからぁ。帰れるよぉー」と叫んでいる。家族の連絡先など不明。

【既往歴】不明　【内服薬】不明　【アレルギー】不明

【身体所見】体温：36.0℃、血圧：110/60mmHg、脈拍：90回/分、呼吸回数：18回/分、SpO_2：95％（room air）、意識：GCS3-4-6（呂律回っていない、額に発汗認める）、アルコール臭：著明（全身紅潮している）、瞳孔：3mm/3mm、対光反射：＋/＋（眼振なし、項部硬直なし）、呼吸音：清、心雑音：なし、四肢麻痺：なし、Babinski反射：－/－、筋トーヌス：正常、全身：明らかな打撲痕や皮下血腫なし

まえば、この人は命を救ってほしいはずであるという原理に基づいて我々も救命することができます。ただ、昏睡状態とまではいかないにせよ、ただ暴れていたり診療を拒否する人がいたりしたら話は結構ややこしくなります。たとえば**表1**のような症例を考えてみましょう。

もう見るからにややこしい感じです。なるべく関わりたくないのが正直なところですが、救急とアルコールは切って離せないのです。この症例は駅で行き倒れていたのを発見され、救急搬送されておきながら、「何もしないでくれ」という患者さんです。本当に困ります。転倒時の頭蓋内出血があるかもしれませんし、痙攣を起こして倒れたのかもしれません。もちろん飲酒の可能性は高いですが、アルコール以外の薬物を摂取している可能性も頭に置いておかねばなりません。では検査してみよう、

とアレコレやろうにも本人が拒否してさせてくれないのです。方針が決定できないまま、救急外来で様子を見ることにもなりかねません。意識障害の患者さんには、どのように対応するのがよいでしょうか。

意識障害の患者さんの自己決定権について

意識障害の患者さんについては、リスボン宣言で以下のように述べられています。

「リスボン宣言」

a：患者が意識不明かその他の理由で意思を表明できない場合は、法律上の権限を有する代理人から、可能な限りインフォームド・コンセントを得なければならない。

b：法律上の権限を有する代理人がおらず、患者に対する医学的侵襲が緊急に必要とされる場合は、患者の同意があるものと推定する。ただし、その患者の事前の確固たる意思表示あるいは信念に基づいて、その状況における医学的侵襲に対し同意を拒絶することが明白かつ疑いのない場合を除く。

c：しかしながら、医師は自殺企図により意識を失っている患者の生命を救うよう常に努力すべきである。

話ができない程度の意識障害患者さんであれば上記に基づいて救命処置を取るのでしょうが、この例ではある程度バイタルサインは落ち着いており、酩酊していながらも明確に医療行為を拒否しています。待っている猶予はないと判断できる場合ならば、本人の意思に関係なく推定同意のもとに検査を遂行してかまわないように思いますが、同意がないまま検査をするには、無理やり押さえつけるか鎮静するかという処置が必要になりそうです。しかしこのようなことをすると、あとから「必要のない検査をされたからお金を払わない」と言われたり、「断ったのに無理矢理針を刺すのは傷害だ」と言われたりしかねません。もっとも、同意がないのに侵襲を伴う処置を行うことは医療行為と言えども傷害ですので、これは誠に正当な抗議です。ちなみに、日本において本人の意思に反して強制的に検査ができるのは、裁判所が発行する「身体検査令状」と「鑑定処分許可状」を持っている場合のみです。犯罪に関与することが疑われる人に対して強制検査を警察から依頼されることもあると思いますが、この令状を持っているかどうか必ず確認しましょうね。

検査を拒否する患者さんに検査をしなくてもよいか?

検査を拒否しているからといってそのまま帰すかというと、そういうわけにもいきません。このような意識清明ではない患者さんが検査の必要性を理解しているとは言い難いので、意識が清明な状態になるまで待って検査の必要性を説くか、なんとか家族などを探して同意を得るかということになります。民事では、「患者が診療を拒否しても、拒否することで被る害を理解するまで医師が説明する義務がある」とされた判例があります（東京地方裁判所　平成16年（ワ）第４３８４号　損害賠償請求事件　平成18年10月18日判決）。

一方、酩酊して交通事故を起こして搬送された患者が、医師らの説明・説得に応じず検査の続行を拒否して帰宅したあとに死亡した事件では、しっかりと説明をした上での拒否であり、医師に過失は認められないとした地裁判例もありました（札幌地方裁判所　平成10年（ワ）第２７２０号　損害賠償請求本訴事件　平成13年４月19日判決）。

どこまでをしっかりとした説明とするかというのは本当に難しいですね……。相手がしっかりと状況を認識できて、病状説明を理解できているかどうかということを客観的に評価するのは困難です。困難ですが、目の前の患者さんが意思決定能力を有しているかどうかということは常々考えなくてはなりません。

迷ったらＣＵＲＶＥＳとつぶやいてみる

意思決定能力の有無をＣＵＲＶＥＳという頭文字で判断するやり方[1]があるので紹介しておきます（**表２**）。

表２◉ 意思決定能力の判断基準：CURVES

C：choose	患者が様々な治療方針の中から自由に選択することができる
U：understand	治療がもたらす害、利益や、代替手段、治療行為によってもたらされる変化を理解できる
R：reason	介入の受け入れ、もしくは辞退の理由を適切に説明できる
V：value	患者本人の価値判断基準と決定が矛盾していないか
E：emergency	真に差し迫った状況か
S：surrogate	代理人か本人の意思表明が記載された法的文書が存在するか

（文献１より引用）

最初の４つ「ＣＵＲＶ」を満たせない患者さんは、意思決定能力を有しているか怪しいところです。もし満たされない場合は、満たされるようになるまで待つことになります。その場合は「ＥＳ」の項目を追加で検討し、意思決定能力がしっかりしてから方針決定するか、緊急で介入するかを判断します。

命や体に危険が差し迫っていて、代理人や本人の明確な意志表示がない場合は、現場の臨床医の判断に委ねられます。自分ひとりで対応するのは本当に大変だと思いますから、このような患者さんは必ず何人かで一緒に対応して、しっかりとカルテ記載しておくことが肝心だと思います。コミュニケーションが取れない人への医療介入は難しいですが、これぞ救急医の腕の見せどころです。頑張りましょうね。

文献

（1）Chow GV, et al:Chest. 2010;137(2):421-7.

救急ならではの症例2 「心停止患者」

救急をやっていると、当然心停止患者さんの対応をすることが多くなります。蘇生という分野も救急における非常に重要な分野です。自分自身、小中学校への蘇生講習に出向いて啓発運動に携わることもあります し、院内で心肺蘇生法の教育コースのインストラクションをすることもあります。社会や院内での啓発運動に加えて、臨床の場では実際に患者さんを蘇生させるべく頑張ることになります。

一般的な心肺蘇生はＢＬＳ（basic life support）とＡＬＳ（advanced life support）にわけられます。心停止を認知後、胸骨圧迫（心臓マッサージ）をしながら人工呼吸が可能ならやって、ＡＥＤを装着して必要なら電気ショックをし、救急隊に引き継いで早期に病院搬送につなげるまでがＢＬＳです。そしてその後、アドレナリンや抗不整脈薬などの薬剤治療や高度気道確保を含めた蘇生介入をしたり、心拍再開後の治療につなげたりするまでがＡＬＳです。救急医はＡＬＳを行い、かつ心拍再開後の治療を行うことになります（**図1**）[1]。

多くの場合、突然の心停止は心筋梗塞をはじめとした虚血性心疾患など心臓由来のものです。なんとか重要臓器の循環を維持しつつ、ＰＣＩ（percutaneous coronary intervention：経皮的冠動脈形成術）につな

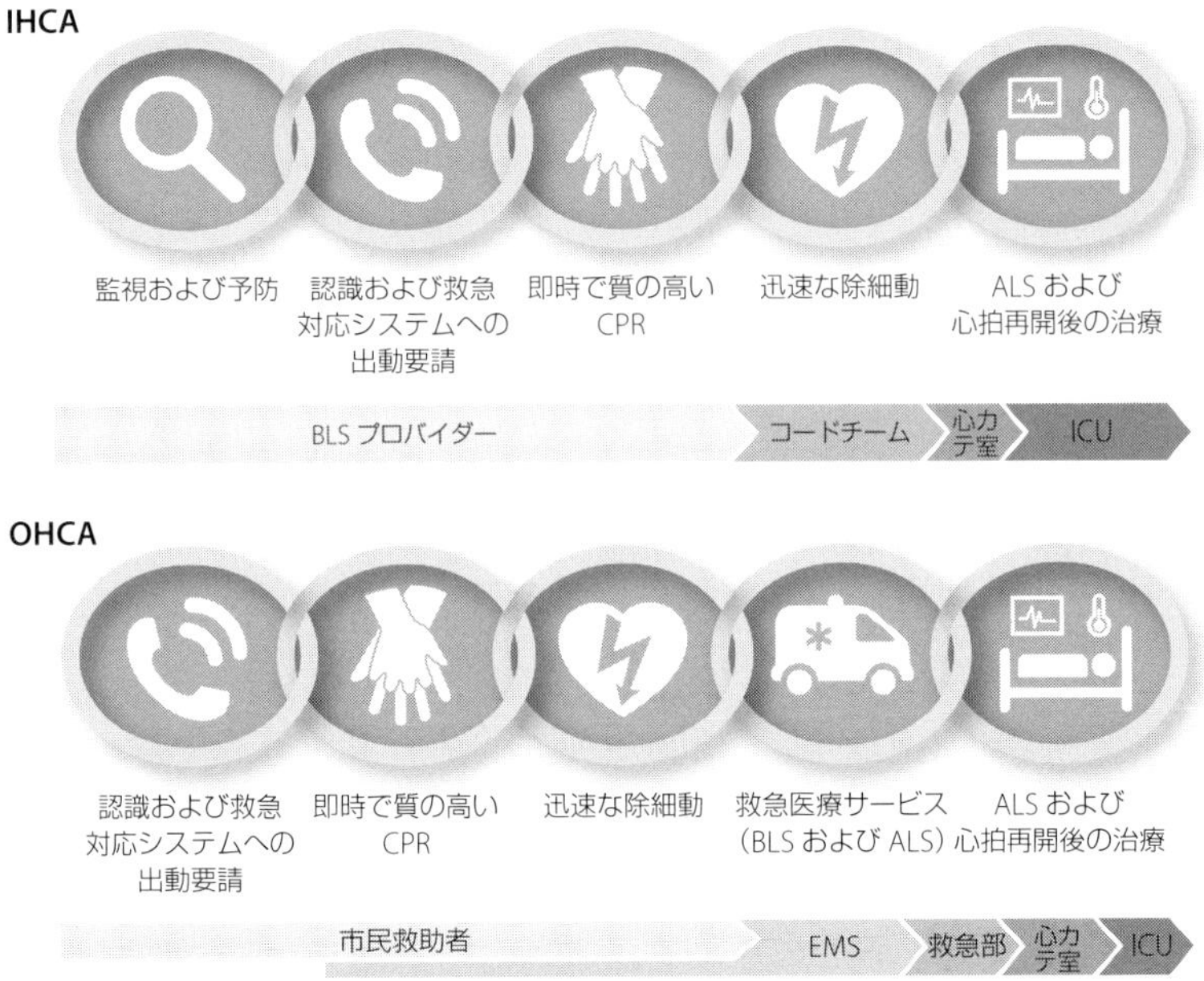
IHCA
監視および予防
認識および救急対応システムへの出動要請
即時で質の高いCPR
迅速な除細動
ALS および心拍再開後の治療
BLS プロバイダー
コードチーム
心カテ室
ICU
OHCA
認識および救急対応システムへの出動要請
即時で質の高いCPR
迅速な除細動
救急医療サービス（BLS および ALS）
ALS および心拍再開後の治療
市民救助者
EMS
救急部
心カテ室
ICU

図1 ◉ IHCA (in-hospital cardiac arrest：院内心停止) およびOHCA (out-of-hospital cardiac arrest：院外心停止) の救命の連鎖　(文献1より転載)

げられるように尽力します。救急のチーム内に循環器科医師がいる病院では救急科でそのまま対応しますが、そうでない場合は循環動態を維持しながら循環器科に引き継ぎます。そのほか、明らかに中毒での心停止といった場合や低体温での心停止という場合にはＰＣＩは必要ないかもしれませんが、継続して集中治療が必要になります。この場合は純粋なＥＲ型救急であれば集中治療担当医に引き継ぎ、救命救急センターで救急科がＩＣＵ管理も行っているようなところでは救急科が集中管理を行う場合が多いかと思います。

原因は何にせよ、心停止患者さんが搬

送されてくると、その後の治療につなげようとALSを頑張るのですが、1回心臓が動き始めてもなかなか十分な心機能が維持できず脳血流が保てないといったことがあったり、何度も電気ショックをしているのに致死性不整脈が続くといったこともあったりしますので、時には蘇生時に体外循環装置を導入することもあります。救急医はありとあらゆる手段を講じて生命維持に努めます。

高齢化の中での心肺蘇生に対する思い

しかし、この生と死が隣り合わせになっている心停止患者さんの対応でも近年現場は揺れ動いています。たとえば次のようなホットラインが鳴ったとき、何かしら葛藤を抱きます。「102歳女性、CPA。朝、家族が発見。最終確認は昨日23時。初期波形Asystole（心静止）。」

もちろん、「いや、別に何も思わず普通に救急対応しますよ」と言う人もいるかもしれませんが、個人的にはこういったホットラインを受けるときに「どうしたものかな」と思ってしまうのです。このモヤモヤを解消するのは難しいのかもしれませんが、この現場の救急医のどうしたものかと思う気持ちを、ちょっと共有させて下さい。

前述のようなホットラインを受けたときに、全身に分泌されたアドレナリンを感じながら、やる気を燃えたぎらせてＥＣＰＲ（extracorporeal cardiopulmonary resuscitation：体外循環式心肺蘇生）をすべくＥＣＭＯ＊の準備に取りかかる救急医は、正直少数派だと思います。きわめて少数派です……たぶん。

＊ＥＣＭＯ：extracorporeal membrane oxygenation（体外式膜型人工肺）のこと。平たく言うと人工心肺装置。静脈脱血、静脈返血のＶＶ–ＥＣＭＯと、静脈脱血、動脈返血のＶＡ–ＥＣＭＯがある。日本ではＶＡ–ＥＣＭＯでの体外循環補助をＰＣＰＳ（percutaneous cardiopulmonary support：経皮的心肺補助）と呼ぶことが多い。

１０２歳といえば、一般的に老衰と言ってもほとんど誰も文句を言わない年齢ではないかと思います。年齢のことを差し置いても、目撃あり（心停止に陥った瞬間を目撃されている）以外の心停止患者さんを救命するのは困難です。初期心電図波形が心室頻拍（ＶＴ）や心室細動（ＶＦ）などの電気ショックで治せるタイプの波形でないなら、なおのこと救命は難しくなります。小さな体に胸骨圧迫を繰り返し、口から血が吹き出てくるまで痛めつけた結果、得られるものは何だろうと考えてしまいます。たぶん自分が１００歳を超えてベッドの上で冷たくなっていたら、もう放っておいてくれと思うでしょう。高齢者の心停止の例においては、しばらく心肺蘇生（ＣＰＲ）を頑張っても残念ながら反応しなかったというときに、家族から「静かに逝かせてあげたかったんだけどね……」という、若干後悔の混じった発言を聞かされることが結構あります。救急医療はもちろん救命することが何より大事になるのですが、一方で「生産性の再生産」は非常に大きな社会に対する責務であり、救急医のプライドです。しかし近年高齢化が進み、心からこの生産性を担保しているとは言えなくなってきている現状があります。

DNARはどうなんだ

よく「じゃあ、蘇生を希望しないなら救急車を呼ばなければいいじゃないか」という声も聞かれます。しかし、医療者が家族に対し「救急車を呼ぶなよ」というのは酷だと思います。倒れている人が心停止しているかどうか、見つけた人が判断をつけられればよいですが、判断ができないなら救急車を呼ぶしかないわけです。救急車を呼べば救急隊が来て、明らかに死後であると判断できる場合を除いて蘇生が試みられることになります。蘇生を試みる必要はないですよという、いわゆるDNAR(do not attempt resuscitation)の意思表示がしっかり確認できれば搬送には至らない場合もあるようですが、DNARオーダーがしっかり社会に浸透するにはまだ時間がかかる印象です。DNARを確認した場合にどうするかというコンセンサスはまだ得られていませんし、全国的に一定した方針があるわけではありません。そしてDNARに対する

表1 ◉ DNAR指示のあり方についての勧告

1.	DNAR指示は心停止時のみに有効である。心肺蘇生不開始以外は集中治療室入室を含めて通常の医療・看護については別に議論すべきである。
2.	DNAR指示と終末期医療は同義ではない。DNAR指示に関わる合意形成と終末期医療実践の合意形成はそれぞれ別個に行うべきである。
3.	DNAR指示に関わる合意形成は終末期医療ガイドライン* (http://www.jsicm.org/pdf/1guidelines1410.pdf) に準じて行うべきである。
4.	DNAR指示の妥当性を患者と医療・ケアチームが繰り返して話合い評価すべきである。
5.	Partial DNAR指示は行うべきではない。
6.	DNAR指示は日本版POLST-Physician Orders for Life Sustaining Treatment- (DNAR指示を含む)「生命を脅かす疾患に直面している患者の医療処置 (蘇生処置を含む) に関する医師による指示書」に準拠して行うべきではない。
7.	DNAR指示の実践を行う施設は、臨床倫理を扱う独立した病院倫理委員会を設置するよう推奨する。

＊厚生労働省「人生の最終段階における医療の決定プロセスに関するガイドライン」、または日本集中治療医学会・日本救急医学会・日本循環器学会「救急・集中治療における終末期医療に関するガイドライン～３学会からの提言～」（文献２より転載）

考え方も医療従事者により様々というのが現状です。

ＤＮＡＲオーダーというのは、心停止時に蘇生を試みないという指示です。ところが、心停止には至っていないのに治療を差し控えようという意味を内包してしまっていたり、部分的なＤＮＡＲの指示が入っていたり（胸骨圧迫はするが、薬剤投与やそのほかの侵襲的な介入はしないなど）ということがあり、困ったことに医療界の中でもきちんと使いこなせていないというのが現状です。この状況を危惧した日本集中治療医学会は、平成28年（２０１６年）に「Do Not Attempt

Resuscitation（ＤＮＡＲ）指示のあり方についての勧告」を発表しました（**表1**）[2]。

このうちの、1、2、5の項目は特に普段から僕がなんとかならんもんかな、と思っているところです。ＤＮＡＲだから治療も差し控えよう、みたいなことがまかり通ったりすることがありますが、これは本当によくありません。治療効果が見込めず、治療撤退するからＤＮＡＲというのはありですが、逆はなしです。おそらく、ＤＮＡＲオーダーを出すのは次の場合となります。

①心停止状態で、蘇生できる見込みが明らかにない場合
②疾病・傷害が心停止に至るほどの重症で、現在の治療が奏功せず心停止したときにはそれを受け入れようという場合
③加齢性変化を考慮すると心停止に至る可能性が十分高いが、そのときにはそれを受け入れようという場合

当然ですが、我々は救う努力をしていかなくてはなりません。この努力を怠った上で安易にＤＮＡＲを指示するというのは論外です。妥当性の判断は難しいですが、ＤＮＡＲオーダーがどのパターンに基づいて考慮されたもので、現行の治療が適切に行われているかどうか、加齢性変化の兆候がどのくらいあるか、本人

の意思はどうなっているかなど、そのときの状況に応じた検討をした上でオーダーされ、検証されなくてはならないと僕は考えます。そして、ＤＮＡＲオーダーを出すなら蘇生はしないし、やるなら全力でやらないと、中途半端な介入は患者さんを傷つけるだけになります。きちんと考えて対応すれば、混乱したＤＮＡＲオーダーは出ないはずだと思っていますが、そうなっていないのが現状です。これは我々救急医が、ますます世の中に啓発していかなくてはならないことだと思います。

ＰＯＬＳＴを知っていますか

ＰＯＬＳＴというものがあるのですが、聞き慣れない言葉かもしれません。ＰＯＬＳＴ(physician orders for life sustaining treatment) は米国ポートランドのオレゴン健康科学大学病院において１９９１年に開発された生命維持治療のための医師指示書で「ポルスト」と呼ばれています。実際のＰＯＬＳＴの用紙はこちら (http://www.jsicm.org/pdf/DNAR20161216_kangae_03.pdf) で見ることができます。これは患者自身の意思を表記したリビングウィルや事前指示書とは意味合いが明確に異なっています。今後の医療サービスを限定するかどうかということの内容を、患者さんや患者家族、医師が話し合いながら合意を取り、医師が指示するというものです。心停止時に蘇生を試みるかどうかということに始まり、どの程度の医療介入を行うかという項目もあります。集中治療まですべて行うのか、限定的処置や緩和のみに留めるのか。また経管栄養についても、長期的に行うのか、短期のみ行うのか、まったく行わないのかという項目が設けられています。というわけで、こちらはＤＮＡＲ指示だけではなく、かなり突っ込んだ内容を含んでいます。

ＰＯＬＳＴは、日本版の蘇生ガイドラインである「ＪＲＣ蘇生ガイドライン」でも紹介され、平成27年（２０１５年）には日本臨床倫理学会が「日本版ＰＯＬＳＴ（ＤＮＡＲ指示を含む）作成指針」を発表したこともあり、一般にもその名が徐々に浸透してきているのではないかと思います。しかし、日本集中治療医学会は、「急性期医療領域で合意形成がなく、十分な検証を行わずに導入することに危惧があり、ＤＮＡＲ指示を日本版ＰＯＬＳＴに準じて行うことを推奨しない」としています。そりゃ、説明する担当医全員が具体的な集中治療に関して理解して患者さんに的確に説明できるのかとか、安易に救命の努力を怠っていないとどうやって言い切れるのかとか、きちんと患者さんが理解できるのかとかいう問題が多々ありますから。理想を言えば、こういったことをしっかり患者さんサイドと共有できて、その人らしい最期の迎え方を考えられるとよいのですけどね……。終末期のＤＮＡＲオーダーや集中治療介入の開始に患者さん本人の意思を介入させるには、現在はまだなかなか難しい状況です。

超高齢者の心肺蘇生、どうしましょう

ＰＯＬＳＴのような合意形成が必要十分に行き届けばいいな、とは思いますが、まずはＤＮＡＲ指示に対する認識をしっかり医療従事者間で共有していくことが第一歩なのかなと考える次第です。ＤＮＡＲオーダーのとらえ方ですら混乱しているのに、より複雑なＰＯＬＳＴがきちんと施行されるとは思えません。医療者サイドが適切なＤＮＡＲオーダーを出し、患者サイドがしっかり考えて選択する中で社会にじわじわと根付いて、文化として醸成されるのを待つ必要がありそうです。

前述の通り、ＣＰＲは患者本人に強い負担をかけるもので、その負担を相殺できる効果が期待できる場合のみに許されるものと考えます。その効果とは、心拍を再開させて心停止の原因を取り除くことです。まぁ、そうは言っても、生物として自然な流れでそうなっているのか、ＣＰＲに反応するのかどうか、心拍再開後に根治が望めるような状況なのかどうかということは、やってみなければわからないという場合もあります。心停止している当の患者さんとも、初めましてのことがほとんどですし、判断は難しいです。医療を提供する限り、我々は社会から急変時の生命維持を期待されているわけで、救急医はなんとか救命のために頑張らなくてはなりません。ただそれは理解している一方で、まさに目の前の患者さんが生死の狭間にいるという極限状態にあるのに、自分の中で線引きがあいまいなままになっているため、自分の責務に積極的になれていないことがあります。救命の努力を怠ってはならないと言いつつ、自分の気持ちは割り切れないでおり、正直なところ、102歳はちょっと厳しいのではないかとか、自分なら安らぎを求めるのではないかとか考えてしまい、消極的になってしまうときすらあります。でも「じゃあ、何歳なら無条件に頑張るのですか?」と聞かれたら返答に窮してしまうわけで……。こういった社会に対する若干の後ろめたさを抱えながら働いているのは心苦しいことですが、この現場の「どうしたものか……」という気持ちと真摯に向き合い、この問題を解決に向けられるのは、やはり救急医しかいないのではないかと考えています。少しずつ社会が変わっていくよう、力になりたいと思います。

初めましてで死亡診断　~心停止患者は初対面~

我々は心停止患者さんをどう蘇生するかということで悩むわけですが、残念ながら蘇生が叶わなかったときにも悩むことになります。多くの場合、目の前の心停止患者さんは初めましての人です。「どうも。私は薬師寺泰匡です。鼠径ヘルニアの手術歴があり、膝を骨折した以外は特に既往もなく現在服薬も行っておりません……ぐはっ!」みたいな感じで律儀に自己紹介してから心停止に陥るのはおそらくレアケース……というか見たことがありません。なぜ心停止したかよくわからないけど、とにかく気道確保と呼吸管理を行い、胸骨圧迫で最低限の血流を保ちつつ、除細動の適応や体外循環の適応を考えながら循環動態の改善をめざし、同時に原因検索をしていきます。ですが前述の通り、高齢化に伴いほとんど自然死に近いような状況で搬送されて来るような人も増えてきました。この場合、なかなか蘇生が難しいというのも事実で、特に発見が遅れて救急隊接触時に初期心電図波形が心静止であったような人は、そのままお看取りになることが多いです。そして問題はここからです。救急医は初めましての人の死亡診断をして、死因を考えなくてはならない局面に立たされます。

継続的に診療しており、原疾患が明らかな場合には死因にその病名を書いて死亡診断すればよいのですが、そうもいかないことが多々あります。心停止は様々な原因でなります。ＰＥＡ（pulseless electrical activity：無脈性電気活動）の原因としてよく言われるものが何種類かありますが、そのほか内因性のものも外因性のものも多岐にわたります。家族などから病歴を聴いたり、担当医に連絡を取ったり、詳細な身体所見や死後画像検査から死因を推定します。だいたい事件性は疑われない内因性疾患による死亡が多いのではないかと思いますが、「絶対に中毒じゃないの？」とか、「絶対に他殺じゃないの？」と言われると、もうなんともかんともです。

いつ警察に届け出るか？

私たちがどのようなときに警察に届け出るかということについては、厚生労働省が毎年改訂して公開している「死亡診断書（死体検案書）記入マニュアル[3]」に記載されています。これによると異状死体をみたときは必ず警察に届けなくてはならないことになっており、警察に検視を行ってもらい、事件性がないと判断されると、死体検案を行って死体検案書を作成することになります。みんなこれを参考に死亡診断後の対応をしていたかと思いますが、最近まで現場は混乱していました。以前は「外因による死亡又はその疑いのある場合には、異状死体として24時間以内に所轄警察署に届出が必要となる」という記載と「異状については日本法医学会の『異状死ガイドライン』を参考にする」という記載がありました。そして、その日本法医学会の「異状死ガイドライン」では、異状死体の定義を「確実に診断された内因性疾患で死亡したことが明らかである死体以外の全ての死体」としています。

しっかり決められていて良いですね、と思われるかもしれませんが、実はそうでもありません。救急外来では、とてもやっかいな問題が生じます。心停止で搬送され、残念ながら救命されなかった患者さんのうち、明らかな内因性の死因が特定できないすべての患者さんは異状死体となってしまいます。多くの人が「初めまして」ですので診療記録もなく、身体所見とそのときできる検査、死後ＣＴなどを駆使しても、死因を特定できることは多くありません。そのため、明らかに内因性と断定できないほとんどの患者さんを警察に報告することになります。こうなると、数人の警察官が病院を訪れて、ご遺体の検視と家族への事情聴取が始まって、家族が二重の苦痛を味わうという状況となってしまっていたのです。救急に携わる多くの医師が悩んでいたのではないかと思いますが、平成28年度版の死亡診断書記入マニュアルから「外因による死亡又はその疑いのある場合には、異状死体として24時間以内に所轄警察署に届出が必要となる」と「異状については日本法医学会の『異状死ガイドライン』を参考にする」の2つの文言が削除されました。

今では単純に、「異状を認める場合には、所轄警察署に届け出てください」と記載されています。異状の解釈が広くなったと思いますが、これを機に警察への連絡閾値を下げてよいものかどうか悩ましいところです。

それでも私たちの仕事は診断

近年、診断のための方法が広がり、深まり、進化し、確実に診断された内因性疾患というものの閾値が高くなったように思います。そして科学的に100%確実という状況は存在しないという考えも浸透してきました。不確実性は科学の出発地点そのもので、不確実を認めた上で、いかに真理に迫るかという世界なわけですね。確実性を認めた時点で宗教的な香りを帯びてきてしまいます。様々な所見、検査結果などから総合的に判断して導いた診断に１００％というものは存在せず、そういうわけで確実に診断された内因性疾患などというものは、この世に存在しないことになります（ほぼ確実というのはアリだと思いますが）。

診断というのはいつでも不確実性を持っているものですが、診断は医師にのみ許されたプロフェッショナルとしての行為です。外表上の異状を認めず、経過と身体所見からも内因性疾患の可能性が高いと考えられる状況で、警察に届け出をしませんでしたということを咎められたら、ちょっと辛いな、というのが正直なところです。まるで「常に医師としての判断はアテにならないので、警察にすべてを委ねよ」と言われているようです。もし警察が医師以上の素晴らしい判断をしてくれる保証があるなら何も言いません。しかし、「それなら警察がいつも診断したらええやん」と思ってしまいます。明らかな外因性の死と考えられる状況であればもちろん警察への届け出が必要だと思いますが、そうでない状況でどうするか……。これについては我々が今後も考え続けねばならないことです。

文献

（1）American Heart Association（AHA）：AHA心肺蘇生と救急心血管治療のためのガイドラインアップデート2015ハイライト．2015, p4. [https://eccguidelines.heart.org/wp-content/uploads/2015/10/2015-AHA-Guidelines-Highlights-Japanese.pdf]

（2）西村匡司、他：日集中医誌．2017;24(2):208-9.

（3）厚生労働省：平成29年度版死亡診断書（死体検案書）記入マニュアル．[http://www.mhlw.go.jp/toukei/manual/dl/manual_h29.pdf]

救急ならではの症例3 「抜けなくなっちゃった人」

抜けなくなっちゃったというと何が？ と思われるかもしれませんが、僕が勝手に名付けた救急三大「抜けない」シリーズがあるので、ちょっとまとめておきます。命には直結しないかもしれないけれど、急性変化に対応するのは救急医の仕事です。こういった軽症救急はマイナーエマージェンシーと呼ばれることもあります。

抜けないシリーズ1：針やトゲが抜けない

ミシン針や裁縫の針を指に突き刺したという人がたまに来院されるのですが、そういう針は簡単に抜けます。刺さったまま受診する人はあまりいません。しかし釣り針に限っては、「抜けません」と言って救急外来を受診される人がよくいらっしゃいます。釣り針には返しがついているので、なかなか簡単には抜けないのです。返しの部分が皮膚から出ていれば、返しを切ってから抜くか、返しが埋もれていれば麻酔をして押

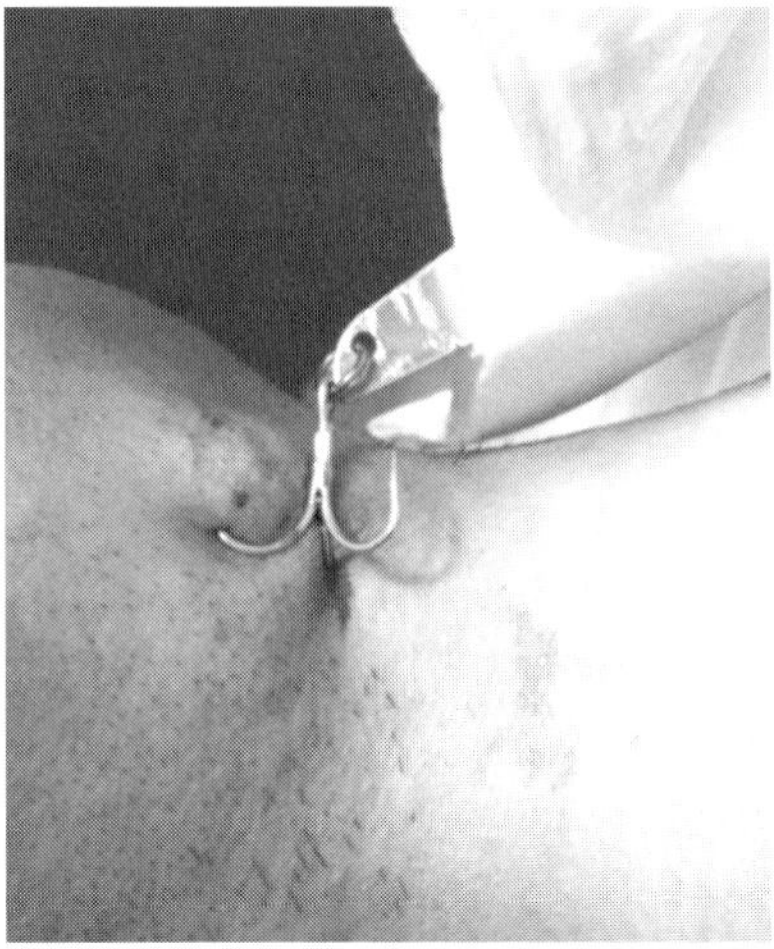

図1 ◉ 釣り針が2本同時に刺さってしまった人

し出して、返しを切って引き抜くということになりますが……。抜くために新しい傷を作るのはちょっとためらわれます。これも「どうしたもんかな……」というところなのですが、実はもっと簡単に糸1本で抜く方法があります。

string-yank techniqueという方法で、これは釣り針に糸をひっかけて引っ張るだけです。[1] そりゃ、僕もこの方法を知るまでは針を切って抜いていましたし、こんなに簡単にできるものかと半信半疑でした。そこで人でやる前に豚肉に釣り針をひっかけて試してみたところ、面白いくらい簡単に抜けてしまったのです。ERの仲間数人で試してみたのですが、喜びと驚きのあまりお祭り騒ぎかのごとく「まじか!? すごい! すごい!!」と興奮してしまいました。ありがとう豚!!

その後、釣り針が刺さった人に対しては第一選択でこのstring-yank techniqueを用いており、まったく困らなくなりました。一度、ルアーについている三つ叉の針のうちの2つを同時に刺したという猛者が来院されました(**図1**)が、1つずつ糸をかけて引っ張ったら無事抜けました。もう針が刺さった人が現れても困ることはありません。

そんなわけで針が刺さっても焦らず抜けばよいのですが、トゲは困ります。夏場に海で遊んでいてウニを踏んだということで受診される方がたまにいます。これは本当に辛い。本人はもちろん辛いでしょうが、僕らも本当に辛い。なにせウニは何本もトゲが出ているので、足の裏に何本も刺さります。治療に裏技はありません。ただただ異物鑷子で抜くだけです。一生懸命1本1本抜くのですが、時にめちゃくちゃ小さいトゲが皮下に埋もれていたりすることもあり、本当に大変です。以前ウニを踏んだ男の子の足裏から30分以上かけてトゲを抜ききり、なんとも言えない達成感に満たされた後、「次は僕」といって同じく足の裏にウニのトゲが刺さった弟くんが現れたときは本当に勘弁してくれと思ったものです。ちなみに病名が筋内異物であればそれなりの金銭が発生しますが、残念ながら皮下に刺さったトゲを何本抜いても微々たるお金しか発生しません。ウニのトゲが刺さって救急受診する人は、いつもより余計に感謝して下さい（笑）。

抜けないシリーズ2：穴から抜けない

「恥ずかしくて穴があったら入りたい」と言いますが、穴に入れた結果、恥ずかしいことになる人も世の中にいらっしゃいます。小児だったら鼻腔にものを入れて取れないといった場合もありますが、かわいいものです。僕も子供の頃やりました。これが成人となると、肛門に異物を挿入して抜けなくなったとか、尿道に異物を挿入して抜けなくなったとか、なかなか残念な光景を呈することとなります。

経肛門直腸異物なんて、そんな毎日毎日見るわけではありませんが、救急医が集まってこの話題を出すと必ず何例か経験症例を出し合って語り合うことになります。そして入れてしまった人は口裏を合わせたかのごとく、こんなことを言うようです。「座ったらそこにあったものが入った」

入れたのか入ったのかなんて野暮なことは聞きません。本人が痛いと言えば痛い、入ったと言えば入ったのです。バットがお尻から生えている人もいましたが、明らかに自分の股下より長いバットの上にどうやって座ったのかとか、たまたまバットが立っていてその上に全裸で座ってしまう可能性って、僕がノーベル賞を受賞する確率より低いんじゃないかとかアレコレ思ってしまいますが、患者が「バットの上に座った」と言ったら、救急医は本人の供述としてカルテにそう記載します。そういえば以前「お尻にプラスチックボトルをあてがったら吸い込まれた」とおっしゃった患者さんがいらっしゃって、若干の恐怖を覚えました。それが本当なら僕も吸い込まれてしまいかねません……。ブラックアスホールとして研究すべき案件です。ノーベル賞はもらえないでしょうけど。

研究といえば、経肛門直腸異物も真剣に調査研究されています。日本で報告された１４０例を検討した文献がありますので紹介しておきます。[2]

これによると男女比は133：7で圧倒的に男性の症例が多いのだそうです。日本男児はどうなっとるんでしょうか。男性のほうが全裸で座るとたまたまそこに異物が存在しやすいか、男性のほうがお尻にものを入れたがるかのどちらかだと思います。まぁ、どっちでも構わないのですが、周囲の声に反して当院で経験した人（こんな書き方をすると、その人のものを僕に挿入されたように思われそうですが、そういうことではなく経肛門直腸異物症例ということですよ）の半数は、正直に「そういうプレイをしていたら取れなくなってしまった」と述べていました。男らしいですね。

本人が男らしいかどうかによらず僕らが考えなくてはならないのは、どうやって抜去するかということです。「はーい、力抜いてー」ってリラックスさせて肛門から鉗子で把持して取れればよいのですが、難しいときは手術室で腰椎麻酔をかけてから抜去することもあります。それでもダメなら開腹手術です。腸管が傷ついていれば人工肛門になることもあります。一瞬の快楽のためにお腹を開けられたくはないですよね？だから、止めましょうね。

直腸異物だけでも結構トホホなのですが、冒頭に書いた通り、尿道にものを詰めてしまう人もいます。さすがにこちらは「座ったらそこにあった」は通用しません。正直に「入れた」とおっしゃる方がほとんどです。

しかし、たまに「おしっこが出にくくて、尿道を広げようとしていたところ道具が中に入り込んでしまった」というようなことを述べる人もいます。はい、本人が尿道を広げようと思ったと言えばそうなのです。しかし尿道を拡張させようとしたとおっしゃる患者さんの尿道口の中にはスパゲッティや、釣りで使うワームなど、どう考えても広がらないんじゃないかと思うようなものがのぞいています。「それでは広がらないし、おしっこを出したいならストローのほうがいいですよ」と言いそうになりましたが、だめですよ！ 絶対に入れないで下さい!!

まぁ、尿道口から異物がのぞいていればまだよいのですが、尿道にスパゲッティを入れた人で、中で折れてしまって取れなくなったという人もいました。中で折れてしまっているので外尿道口からのぞいても見えません。こういう人（こういう人がどれだけいるのかわかりませんが……）に対して僕ら救急医にできることは残念ながらありません。外尿道口から異物が見えているならお手伝いできることもあるかもしれませんが、そうでなければ膀胱鏡のお世話にならなければならないので、翌日泌尿器科に相談することになります。泌尿生殖器系の異物についても症例のまとめ文献があります。[3] 古いものでは１７００年代の報告もあるようで、「人間は成長しないのだなぁ」と思ったものです。

あと都市伝説的に語られることで僕もよく聞かれることがあるのが、性交中に膣痙攣して陰茎が膣から抜けなくなってしまうことがあるのかどうかというものです。いつの頃だったか、僕もまことしやかに聞いたことがあります。男女がつながれたまま恥ずかしそうに救急搬送されていくと……。医学的にはこの状態を「陰茎捕捉」と呼ぶらしいのですが、僕個人はそのような症例を担当したことはありませんし、そのような症例に遭遇した救急医の友人もいません。はたしてこんなことは本当に起こるのでしょうか？　解剖学的に考えると「まずないのではないかなぁ」というのが正直なところです。膣の入り口の周囲には球海綿体筋というのがあって、それが攣縮して陰茎の挿入を妨げる膣痙（vaginism）と呼ばれる現象が知られており、これはこれで悩んでいる方も実際にいらっしゃるようで、いくつか文献もあります。問題はこれが性交中に攣縮して陰茎を捕捉するかということですが（要するに抜けなくなってしまうかどうか）、おそらくそんなことはないと考えます。そこまで締め上げるには筋肉が薄すぎるのです。ちなみに膣壁は随意的に動かすことができない平滑筋で構成されていますが、これも陰茎を締め上げるのに十分な筋力を発揮できるか疑問です。というわけで、正常解剖の人では陰茎捕捉はなかなか困難なのではないかと思います（科学的に０％ということはあり得ないし、解剖学的に少し変わった人であれば可能かもしれませんが……おっぱいが３つある人もいるかもしれないと考えるくらいナンセンスな気がします……）。

とはいえ、この本を読んで救急医になろうと思ったみなさんが夢を叶えて救急医になったとき、僕と僕の周囲の経験だけを頼りに「抜けなくなることはあるのか？」という質問への回答を適当にするのもいかんので、一応文献を検索しました。症例報告を検索した結果、国内・海外とも報告はありませんでした。ちなみに陰茎捕捉については、やはり世界的に興味がある分野(?)なのか、reviewがありました。ここでも、実際の症例報告はなく、「そんな話を聞いたことがあるよ」という伝聞が流れている程度で、「都市伝説の域を出ないものではないか」と結論しています。[4] ただし、この文献にはletterが送られており、こちらでは「俺、確かに見たよ！ 昔インターンだった頃の話だけど、つながれたまま1つのストレッチャーで搬送されて、麻酔かけて抜いて、翌朝帰っていったハネムーン中(だと思われる)のカップル見たよ!!」という報告をしています。[5] まぁ、真偽のほどは定かではありません。貴重な症例報告が、このような昔話みたいな具体性を欠いた報告しかないのでは、ちょっと信憑性として乏しすぎます。というわけで、抜けないシリーズをまとめている僕としては、巷でまことしやかに囁かれている膣痙攣について、

①膣痙という状態はあるけれども症状が違う
②抜けないのではなくて入れにくくなる
③やっぱり抜けなくなることはないのではないか

ということで結論づけておきます。もちろん異論反論ありましたら、ぜひお聞かせ願いたく思います。

抜けないシリーズ3：指輪が抜けない

妊娠や外傷を契機に指がむくんで指輪が抜けなくなったということで、救急外来を受診される患者さんをたびたび経験します。一体何科に行ったらよいのやらということで救急受診ということになるのかもしれません。指輪が抜けないというシチュエーションは救急外来のほか、手術前に指輪を抜きたいと思うけど、なかなか抜けないということが多々あるので、世界的には手術室からの情報発信が多いようです。おそらくわが国でも看護師さんがそういうシチュエーションに置かれることが多いと思うので、看護師さんを中心にどうやって指輪を抜くかという議論が起こってきたのではないかと思います。実際に救急外来でも、抜けない指輪に対してヤル気をメラメラと燃やして抜去すべく尽力してくれるのは看護師さんだったりします。

さて、そんな指輪の抜き方です。まずはキシロカインゼリーを塗ってみたり、オリーブオイルをたらしてみたり、石鹸をつけてみたりと、潤滑剤のようなものを用いるのが一般的かと思います。正直、僕も昔はそのくらいしか知識がなく、どうしても抜けないある症例を経験してから指輪の抜き方を調べました。最初に何か良い知恵がないかとPubMedで「ring removal」を検索したところ、かなりの数で「男性器からのリングの抜き方」みたいな文献が出てきました。世界的にどれだけ多くの人がこんなことで困っているのでしょうか。さすがに「全裸で座ったら、たまたまそこにリングがあった」みたいなことを言う人はいないと思い

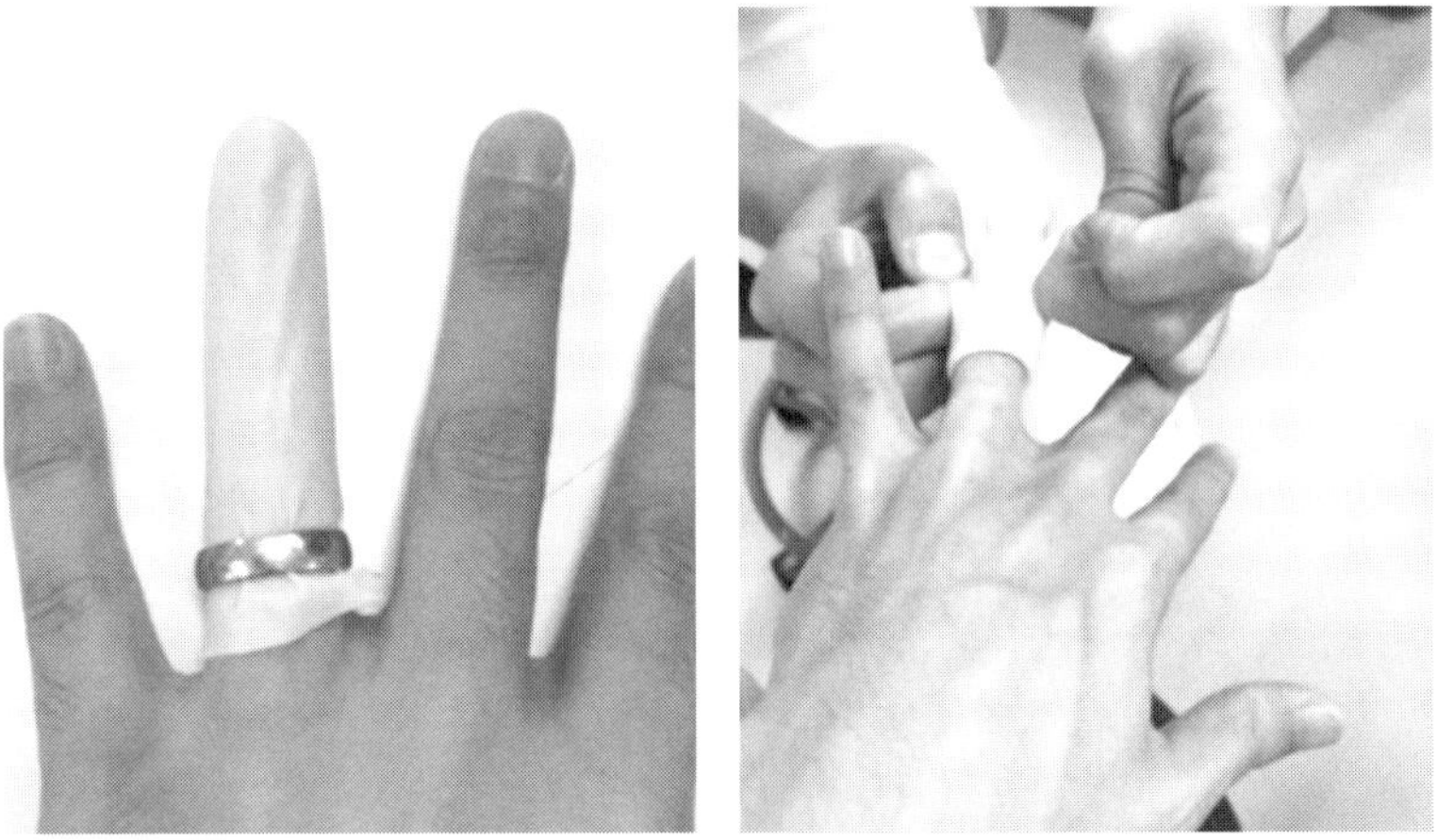

図2 ◉ ゴム手袋法

ますけどね。先ほどの穴から抜けない話もそうですが、男性ってお茶目すぎますよね。そんな下ネタ系リングの文献をかいくぐって指からリングを抜く方法を探したわけですが、面白かったもの、使えそうなものを3つ紹介しておきます。

①「ゴム手袋法」[6]（図2）

(1) ゴム手袋の指の部分だけを切り落とします
(2) 指輪をはめている指にかぶせます
(3) 指輪の下へ手袋を通します
(4) 指輪の下を通している手袋をめくり返すと、指輪が動きます

これは簡単だ！ しかしそんなに簡単にいくのかしら……。簡単にいくかどうかは、ぜひ皆さんお試し下さい……。これは手術前にメリットがあり、最悪指輪が外れなくてもゴム手

袋を噛ませておけば、電気メスでやけどをするということが避けられます。

②「爪糸法」[7]（図3）

⑴指先から細い糸をきつく巻いていき、指輪まで到達したら指輪の下に糸を通す

⑵指輪の下に通した糸を指の先端に向けて引っ張ると、巻いた糸の上を指輪が通って指輪が外れる

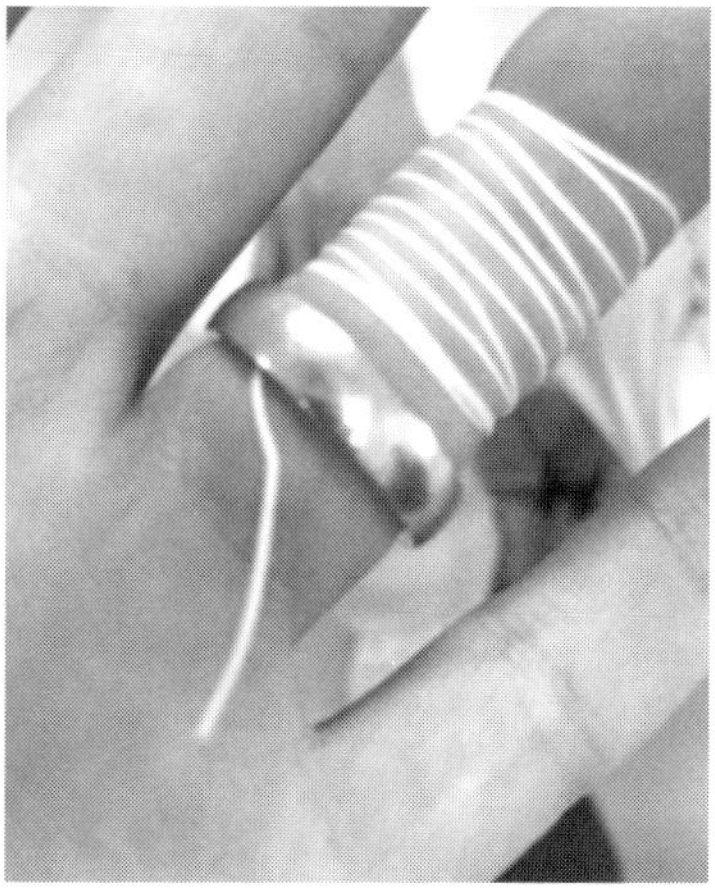

図3◉ 爪糸法

これは医療従事者以外にも広まっているようで、YouTubeで実際に糸を巻いて指輪を抜く動画がいくつかありました。ただし指に傷があるときは、なかなかやりづらいと思います。

③「ゴムバンドぐるぐる巻き＋マンシェット締め上げ法」[8]（図4）

⑴ゴムバンドを指先から指輪までグルグル巻いていく（採血に使う駆血帯がオススメ）

⑵肩より上に指を挙げておく（アイスパックで冷やすと、

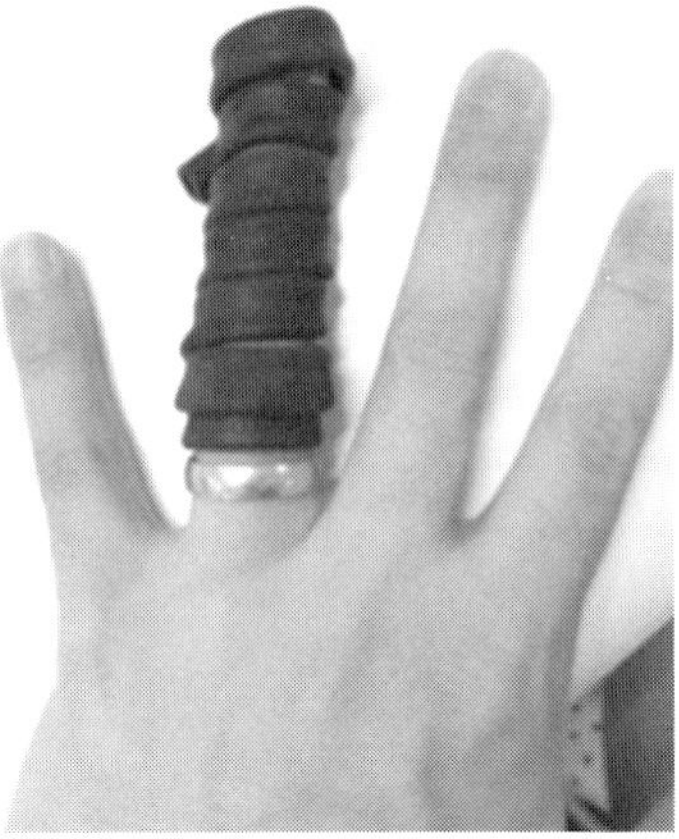

図4◉ ゴムバンドぐるぐる巻き＋マンシェット締め上げ法

なお効果的）

(3)15分後、　血圧計のマンシェットを巻いて250mmHg程度に膨らます

(4)ゴムバンドを外すと浮腫がとれて指が細くなっているので指輪が外れる

この方法はマイナーエマージェンシーという本にも書かれており、結構感動的に指が細くなるので僕も多用しています。

指輪を抜く様々な方法がありましたが、先述の文献[8]によると指輪を抜く過程は以下の2つにわけて考えるとよいそうです。

①うっ血を取り除く

②指輪を抜く

ゴム手袋法はうっ血のことを考えていません。爪糸法はうっ血を取りつつ指輪を除去できますが、うっ血除去能力が弱いです。ゴムバンド法は、うっ血を取り除くのみです。そういうわけで、上記2つのプロセスを補完すべく、僕としてはゴムバンド法+爪糸法がよいのではないかと思っています。

それでも指輪が抜けないときには、やはり切るしかないんですよね……指を。指輪を除去しても医療報酬はたかが知れていますが、指を切断して断端形成すれば7万円くらいの報酬になります。指輪も抜けて病院の収入にもなってみんなハッピーです……って、それでは本末転倒です。当たり前ですがそんなことはしませんよ。なんとか非侵襲的に指輪が抜ける方法を探そうとYouTubeも検索したところ、うっ血した指に針を刺して血を抜こうとする人や、本当に指を切って血を抜こうと試みる人など、自分を傷つける人がいましたが、絶対に止めてほしいです。

まぁ、指輪がどうしても抜けなければ指輪を切断するしかないのです。しかし指輪切断の道具を置いている病院のほうが珍しいのではないでしょうか。どうしても指輪を抜きたいとき、消防署で切ってもらったという話を聞いたことがあります。指輪が外れない人に巡り会ってしまうかもしれない環境で働いている人は、病院や近隣消防署にカッターはあるのかということを確かめておくとよいかもしれません。日曜大工で使うようなワイヤーカッターでも切れるということですが、さすがに自分の指輪で試す勇気はないです。

文献

(1) Gammons MG, et al:Am Fam Physician. 2001;63(11):2231-6.
(2) 高垣敬一、他：日外科系連会誌. 2010;35(2):199-204.
(3) van Ophoven A, et al:J Urol. 2000;164(2):274-87.
(4) Taylor FK:Br Med J. 1979;2(6196):977-8.
(5) Musgrave B:Br Med J. 1980;280(6206):51.
(6) Inoue S, et al:Anesthesiology. 1995;83(5):1133-4.
(7) Mizrahi S, et al:Am J Surg. 1986;151(3):412-3.
(8) Cresap CR:Am J Emerg Med. 1995;13(3):318-20.

救急ならではの症例4 「熱中症」

救急医だけが熱中症診療に関わるものではないと思いますが、近年は熱中症で救急搬送される人も多く、救急医が率先してその対策に当たっていることは間違いありません。熱中症の診断をどのようにするか、どのように予防して治療するかということに関して、2015年に日本救急医学会から「熱中症診療ガイドライン2015[1]」が出ています。無料公開されているので、勉強の取っかかりとして、ぜひ目を通しておいてほしいと思います。

熱中症ってなんだ?

さて、一言に熱中症と言っても、「熱中症って何?」と聞かれると医師でもなかなか答えにくいものかもしれません。病気というよりは1つの病態なので。熱中症とは「暑熱による諸症状のうち、他の疾患によらないもの」と言うことができます。昔は熱失神 (heat syncope)、熱痙攣 (heat cramps)、熱疲労 (heat

表１ ◉ 熱中症の診断基準

「暑熱環境に居る、あるいは居た後」の症状として、めまい、失神（立ちくらみ）、生あくび、大量の発汗、強い口渇感、筋肉痛、筋肉の硬直（こむら返り）、頭痛、嘔吐、倦怠感、虚脱感、意識障害、痙攣、せん妄、小脳失調、高体温等の諸症状を呈するもので、感染症や悪性症候群による中枢性高体温、甲状腺クリーゼ等、他の原因疾患を除外したもの

（文献１より転載）

exhaustion）、熱射病（heat stroke）などの呼び方がありましたが、これらの症状を起こすようなもので、他の疾患が除外できれば熱中症というわけです。先述の日本救急医学会の「熱中症診療ガイドライン２０１５」の中でも、熱中症の診断について記載されていますが、症状は多岐にわたることが想像できます（**表１**）。

熱痙攣や熱疲労は経験されたことがある人も多いかもしれません。走ったあとに足がつってしまうようなやつです。めちゃくちゃ痛いし、しんどいですよね。こういった軽症で出現するような馴染み深い症状から生命予後に関わるような症状まで多岐にわたり、様々な臓器が障害されるので、何科で診療というのが決めにくい病態が熱中症です。そういうわけで、救急医が診療に当たることが多いのでしょう。治療ももちろんなのですが、どうすれば熱中症にならないのかということを啓蒙するのも救急医の大事な仕事だと思うので、熱中症の病態から予防、治療まで、まとめてみようと思います。

熱中症の予防

熱中症は体内の熱産生と熱放散のバランスが崩れて熱がこもってしまった状態です。たまった熱をどれだけ効率的に体外へ出すかということを考えたとき、以下の2種類の効率化が考えられます。

①放散の効率化

効率良く体の熱を外に逃がすには、気温、湿度、輻射熱、風の強さ、日射、衣服の状態など、様々な要素が関わります。気温が高ければ輻射で熱放散ができなくなりますし、風がなかったり湿度が高かったりすると汗が気化しなくなるので熱が体から飛びません。いかに効率良く熱を捨て去ることができるかということを考えたら、風通しの良い場所で、通気性が良く吸汗と速乾性に優れた衣服を着用することが勧められます。

②運搬の効率化

熱中症では体の中心に熱がこもっているわけですが、この熱を末梢まで運んで放散しなくてはならないのです。これにはさらに2つのことが関係します。

(1)血液量が保たれているか
↓効率良く熱を毛細血管へ運べるかどうかに関わります。
(2)心機能が保たれているか
↓ポンプ機能が作動しなければ、血液の運搬をきちんと行えません。

熱中症のときに水分摂取をしろと言われるのはこのためです。しっかりと血液量が保たれていないと熱の循環がうまくいかないのです。そして、高齢者が重症熱中症となるのは、心機能が低下していたり、そもそも体内水分量を保ちにくくなっていたりするという背景があるのではないかと考えられるわけです。なるべく脱水にならないように気をつけたいところですが、心臓の弱い人が水を取りすぎると、うっ血性心不全になってしまいますから、なかなか高齢者の熱中症予防は大変かもしれません。

では実際に熱中症をどう予防するかということですが、まずは高温環境に置かないことが大事です。僕が大学生になったばかりの2003年頃、フランスが熱波にみまわれ、突如猛暑になるということがありました。当時病院や老人施設では冷房を使う習慣がなかったため、1万人以上が熱中症となり死亡したと言われています。さらにこのとき、熱中症でＩＣＵに入院した人の死亡率は62・6％と報告されています[2]。自分としては、当時かなりの衝撃を受けると同時に、予防の大切さを感じました。現在でも高齢者の熱中症の多くが、自宅で冷房を使用せずに寝ていたという病歴を有している印象です。どうしても冷房を嫌がる人はいるので、しかたない部分もあるかもしれませんが、これはしっかりした啓発が必要です。ぜひみなさんのご親族や周囲の高齢者にも気を使って下さい。

それから先述の水分摂取です。確かに水分摂取は大事なのですが、最近、水分の取りすぎで塩分が薄くなってしまっている人も見受けられるようです。少し前に当院にも水を飲んで低ナトリウムになり、痙攣して搬送されてきた人がいました。健常な40歳代の男性でしたから結構衝撃的でした。スポーツや肉体労働では水分とともにナトリウムをはじめとした塩分の喪失があるはずなので、水分と塩分の両方の摂取が大切になります。熱中症予防のため水分をとにかくたくさん飲めばよいという誤解をしている人がいますが、水ばかり摂っていても電解質が薄まってしまうので逆効果です。運動中の水分摂取についてもガイドライン[3]が出ているので、ぜひ参考にしてみて下さい。このガイドラインでは「喉の渇きを感じない限り必要以上の水分を摂る必要はない」と提言されています。

塩分含有の補水については、食塩を0・1〜0・2％程度含んだものが推奨されています[1]。1リットルの水に食塩1〜2gで、100㎖当たり40〜80㎎程度のナトリウムになります。市販のスポーツドリンクなどを飲むときには、どのようなものを飲もうとしているか、選ぶときに注意が必要です。よく目にするポカリスエットは100㎖当たり49㎎のナトリウムを含んでいます。経口補水液のオーエスワン®は115㎎です。

一般的にスポーツドリンクは塩分濃度が比較的低めなので少し気にするようにして下さい。

熱中症とは関係ないのですが、ポカリスエットって外国の人からするとびっくりする名前らしいですね。「スエット」=汗ですから、商品名「ポカリさんの汗」という印象を受けるのだとか……。大学時代、水泳の練習や試合のときにお世話になりましたが、まったくそんなことを思わずに飲んでいました。今でも大塚製薬は強気に商品名を変えることなく「POCARI SWEAT」で販売しているようです。ポカリさんに良いイメージがつけばまったく問題ないと思うので、このまま頑張ってほしいです。

さて、飲む話をしたので、せっかくですから輸液の話を少しだけしておきましょう。輸液製剤にはいろいろな種類があります。生理食塩水と呼ばれるものがありますが、これは人間の体液の組成と同じ塩分濃度に調整された塩水です。血液中に濃度が違うものを入れると、細胞に負担がかかるので、これを入れるとよいのです。ただし、投与しすぎると塩素を過剰投与することになり、アシドーシスを招きます（体が酸性に傾きます）。生理食塩水にカリウムを加えて、さらに細胞外液（組織間を満たす水分や血漿成分）の組成に近づけたものがリンゲル液と呼ばれるものです。さらに乳酸を加えることにより塩素の過剰投与を避けることで成分調整したものが乳酸リンゲル液です。我々が脱水補正のときによく使う点滴は乳酸リンゲル液です。スポーツドリンクができる前は、手術後に医者がゴクゴクやっていたという話も聞いたことがあります。さて、

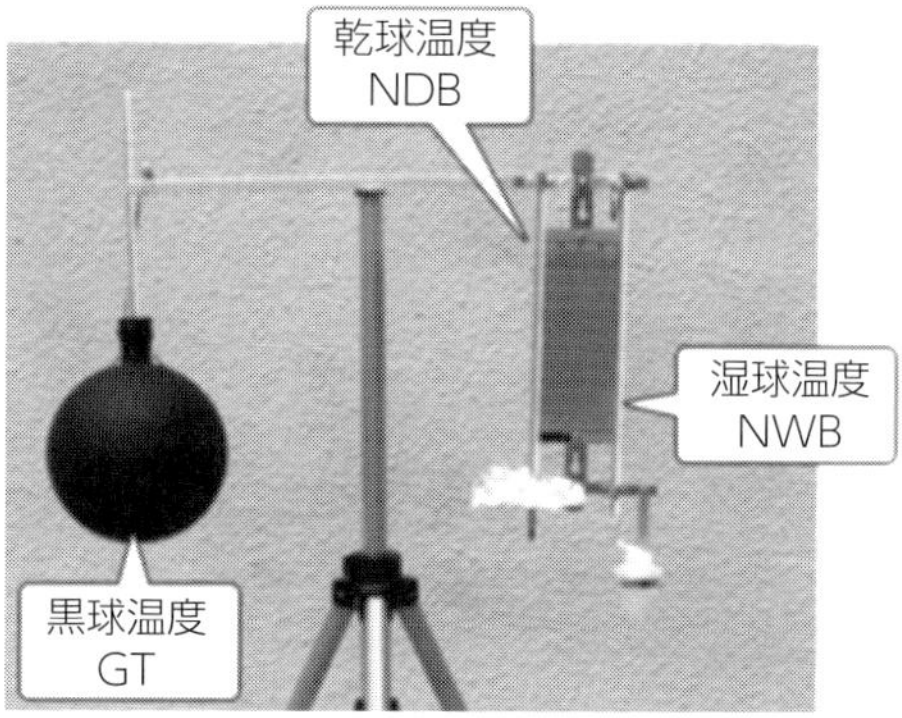

図１◉ 暑さ指数（WBGT）測定装置
（文献４より転載）

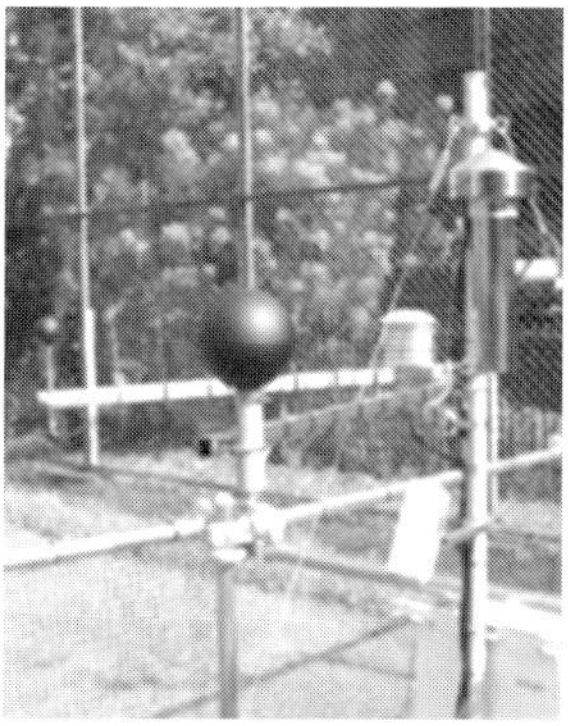
図２◉ 実際の観測の様子
（文献４より転載）

では中身にはどれだけの電解質が入っているのでしょうか？ ５００mL中に塩化カルシウム０・１g、塩化カリウム０・15g、塩化ナトリウム３・０g、乳酸ナトリウム１・55gということで、塩分が結構入っています。２本入れたらラーメンのスープまで飲み干す程度の塩分摂取となりますので、投与するときには十分注意して下さいね。

熱中症になりやすい日

熱中症を避けるために、熱中症になりやすいような日はなるべく外に出ないようにしようと考える人もいるかもしれません。熱中症になりやすい日の指標として「暑さ指数」というものが存在するのをご存知ですか？ 湿球黒球温度（ＷＢＧＴ：wet bulb globe temperature）を暑さ指数にしたもので、熱中症予防のため１９５４年に米国で提案されたものです。湿球温度

と黒球温度というのはあまり馴染みがないかもしれませんが、このような装置（図1、2）で測定します。(4)

黒球温度（GT：globe temperature）は黒色に塗装された薄い銅板の球（中は空洞、直径約15㎝）の中心に温度計を入れて観測します。直射日光にさらされた状態での球の中の平衡温度を観測し、弱風時に日なたにおける体感温度と相関します。湿球温度（NWB：natural wet bulb temperature）は水で湿らせたガーゼを温度計の球部に巻いて観測します。温度計の表面にある水分が蒸発したときの冷却熱と平衡したときの温度で、空気が乾いたときほど乾球温度との差が大きくなり、皮膚の汗が蒸発するときに感じる涼しさ度合いを表します。乾球温度（NDB：natural dry bulb temperature）は通常の温度計を用いて、そのまま気温を観測します。

これらを用いて暑さ指数を計算するのですが、ややこしいことに屋外と屋内で計算が異なります。

屋外：WBGT＝0.7×湿球温度＋0.2×黒球温度＋0.1×乾球温度
屋内：WBGT＝0.7×湿球温度＋0.3×黒球温度

温度で計算するので単位は「℃」です。覚えても医師国家試験には出ないでしょうし、専門医試験にも出ませんし、あまりニュースでも触れられないかもしれませんが、これが31℃以上のとき（気温でおよそ

35℃くらい）は、屋外での運動は止めておきましょうということになっています。そういうわけで、このくらいの気温になると我々は身構えているわけなのです。なんとなく感覚的に「今日は熱中症が多そうだなぁ」などと考えているわけではないのです（たぶん）。

熱中症の治療

我々救急医は予防を考えるとともに、ERに搬送されてきた患者さんの治療もしなくてはなりません。熱中症疑いの患者さんが来たときには、①どうやって治療しようか、②本当に熱中症なのか、という2つのことを考えます。どうやって治療しようかということについてですが、基本的には初動はいつも同じです。患者さんが搬送されたら、まずは脱衣させてモニター類をつけつつ、気道と呼吸が安定しているかどうか、循環が安定しているかどうかを確認します（ABCの確認！）。不安定であれば相応の対応（A：気管挿管などの気道確保、B：酸素投与や必要なら人工呼吸、C：輸液など）をします。こうしてABCと体温の管理をしつつ、身体診察や検査をしていくわけです。

ABCを確保する一方で、本当に熱中症かどうかということを同時に考えていきます。前述の通り、熱中症とは「暑熱環境に居る、あるいは居た後」の症状としてアレコレの諸症状を呈するもので、感染症や悪性

表2 ◉ 高体温の鑑別

カテゴリー	原　因
感染症	脳炎、脳膿瘍、髄膜炎、敗血症、マラリア、破傷風、チフス
神経系	脳血管障害、てんかん
中毒	悪性高熱、悪性症候群、セロトニン症候群 抗コリン薬、アスピリン大量服用、MAO阻害薬 複数薬物相互作用
内分泌	褐色細胞腫、甲状腺クリーゼ

（文献5より引用）

症候群による中枢性高体温、甲状腺クリーゼなど、他の原因疾患を除外したものです。こういった他の疾患をきちんと鑑別していくことが必要です。高体温の鑑別は**表2**[5]を参考にして頂ければと思います。

重症度に応じた熱中症治療

通常、労作性の熱中症（スポーツなどで起こるもの）は適切な冷却と輸液などを行えば致死的経過をたどることは少ないとされますが、古典的熱中症（非労作性のもの）では多臓器不全、循環系の破綻、中枢神経系への障害から時として致死的経過をたどる場合もありますので、迅速・適切に対応しなくてはなりません。熱中症の重症度については、臓器障害を伴っているものが重症であると考えて間違いないと思います。日本救急医学会のガイドライン[1]にも症状に応じた重症度分類と対応が載っていますが、基本的には中等症（Ⅱ度：**表3**）の熱中症までであれば輸液をしながら症状が落ち着くのを待てばよいです。重症のと

表3 ◉ 熱中症の重症度分類

分類	これまでの分類	症状	重症度	治療
Ⅰ度	heat syncope heat cramps	めまい、発汗 欠伸 筋肉痛 筋の硬直	軽症	冷所での安静 体表冷却 水分・Na補給 （経口）
Ⅱ度	heat exhaustion	頭痛、嘔吐 倦怠感 虚脱感 JCS≦1		体温管理、安静 水分・Na補給 （経口か点滴） 医療機関受診が必要
Ⅲ度	heat stroke	下記の3つのうちのいずれかを含む ①中枢神経症状 JCS≧2、痙攣発作 小脳症状 ②肝腎機能障害 ③血液凝固異常	重症	入院加療が必要 （集中治療も） 体温管理 　体表冷却 　体内冷却 　血管内冷却 呼吸・循環管理

（文献1より改変）

きには積極的な体温管理に加えて、集中治療を要することもあります。

体温を下げる

重症熱中症において、ABCの次に重要になるのが体温管理です。熱中症では、体温40℃以上、時には42℃や43℃と、自分が体温計の数値を見間違ったのではないかと疑いたくなるような体温で搬送される人もいます。

ところでみなさん、熱中症が疑われる患者さんが搬送されたらどうやって体温を測定されているでしょうか？ 熱中症ではなるべく正確な体温測定をしなくてはなりません。特に重症熱中症においては、温度変化しやすい外殻温は測定に不向きです。必ず核心温（中枢温）を測定する必要があります。直腸温を測定するのが一般的ですが、食道温や膀胱温も活用できます。いつも通り腋窩などの外殻温を測定しつつ体を冷却した場合、本当は深部体温が高いままなのに体温が下がったと誤認する可能性があるので要注意です。[6]

というわけで核心温を測定しつつ、なんとか体温を下げたいのですが、ここでもう1つ質問です。体温が上がって困ることは何でしょうか？　熱によって蛋白が変性するとか脳がトロけるとか、いろいろ言われますが、そう簡単に脳に溶けてもらっては困ります。実際のところは、体温が41℃を超えるとミトコンドリアの酵素活性が障害されてＡＴＰが産生できなくなり、中枢神経系をはじめとした臓器障害につながるとされます。近年これには遺伝子多型が密接に関わっていることが示唆されています。[7]　熱に強い人と弱い人がいるのですが、こういったミトコンドリアの障害以外にも熱侵襲による種々のサイトカイン産生に伴いＳＩＲＳ（全身性炎症反応症候群）の様相を呈してくることもあります。血管透過性亢進からますます脱水に拍車がかかり、血管内皮細胞の障害から播種性血管内凝固症候群（ＤＩＣ）にもつながります。熱による侵襲を放っておけば、ますますこれらの障害が進みますから、いち早く体温を下げなくてはならないというわけです。

体温は何度まで下げる?

体温を何度まで下げるかというのは議論のあるところです。救急医はこうしたところで回答を出すべく活動したりします。近年、日本救急医学会が行ったheatstroke STUDYでは、重症熱中症において後遺症を残した群と、そうでない群を比較し、体温を38℃台まで冷却するのにかかった時間が後遺症群で有意に長かった(108・3±93・5分vs67・2±85・0分)とされています。[1] なるべく早く核心温を38℃台にするというのは1つの目安になるかと思います。またスポーツや軍隊関連の文献では、熱中症と認知してから30分以内に核心温度を40℃以下にできれば死亡率を極限まで下げられるという報告もあり、[8] プレホスピタルでいち早く体温を下げる努力も必要かもしれません。

体温の下げ方

日本全国津々浦々、救急の現場でそれぞれの医師が様々な方法で体温を下げる努力をしていると思います。どの方法が正解というのはなかなか言い難い世界なのですが、効率的に体温を下げられる方法をいくつか紹介しておきます。

①水風呂

最も効率が良い冷却方法はおそらく水風呂式です。かつてはシバリングを誘発するため冷水（特に氷水）は避ける方向だったようですが、氷水に漬けてみたら0・12～0・35℃／分の速度で冷却できたという報告もあります。[8] 42℃の人を39℃に冷却するまで単純計算で最短9分です!! すごすぎます。確かにお笑い芸人が熱湯風呂に入った後はみんな氷の山に体を突っ込んだりしています。

ただ、見た目にも確実そうな「水風呂に漬ける」という冷却法は、患者さんをモニタリングしにくくなってしまうという弱点は考えておかねばなりません。また、この方法を行う場合は低体温に気をつける必要があります。体温が下がりやすいため、10℃以下の冷水に入れる場合は直腸温が38・6℃程度になったら治療を中断するように推奨されています。まぁ、方法としてはこのように言われているのですが、本当にこのような方法でやっている施設はあるのでしょうか？ 多大な設備と労力が必要な気がします。これって子どもが庭で水遊びをするためのビニールプールなんかでもいいんですかね？ いや、それにしても置き場所に困る……。というわけで当院ではこの冷やし方は採用していません。もし自施設で水風呂が用意できる、そして実際に活用しているというところがあれば、運用しているところを見てみたいです。

②霧吹き＋扇風機

そのほかによく用いられる方法としては、体表面に水を噴霧して、そこへ送風するというものがあります。気化熱で体温を奪うわけですね。当院でも、裸体にガーゼを乗せて、水道水を噴霧しながら扇風機で風を当てて冷却しています。かつて報告された中では冷却速度が０・05～０・31℃／分程度というものもあります。[9] 前述の氷風呂に匹敵する冷却効果ですよ。すごい！

しかし、この素晴らしい結果を出したやり方は、15℃の水を噴霧した後、45℃の温風を体と平行に０・５m／秒で流すという方法でした。まったく同じ条件で行える施設は、どこかの実験施設くらいではないでしょうか……。ちなみに、単純に裸体にガーゼを当てて20℃の水を吹きかけて扇風機で送風するという方法では冷却速度が０・０８７℃／分ということですので、12分で１℃程度ですかね。

冷水に漬けるより効率は劣るかもしれませんが、この方法はモニタリングが簡便です。多くの施設がこの方法で冷却しているのではないかと思います。どの程度の温度の水を噴霧するか、どのような方法で送風するかというのは、報告も様々で比較検討も難しく、いまだに答えがないところです。海外の軍隊ではやはり熱中症が多く発生するようで、冷却法の研究も盛んに行っているようです。中にはヘリコプターのローターの風で気化させるというワイルドすぎる方法も報告されていましたが、日常臨床には活かせませんよね。高須クリニックの院長なら可能かもしれませんけど。

③他の方法で外から冷やす

水風呂や霧吹き扇風機のほか、体表面から腋窩や大腿動脈を氷嚢などで冷やす方法は簡便で行いやすい治療法ですが、冷却効果が少ないため補助的です。近年、クーリングマットやゲルパッドを使用して体表面の大部分を覆って冷却する最新の機械も使用されています。効果的だという報告もありますので、装置が用意できるなら検討してもよいかもしれません。[10] 心肺停止後の体温管理のためにこういった機械を導入している施設も多いかと思います。

④内から冷やす

外部から冷却する方法のほか、体の内部から冷却する方法として、経鼻胃管や膀胱カテーテル、直腸カテーテルから冷水を注入して冷却する方法もあります。どうしようもないときに僕もやりますが、ここはエビデンスが乏しい領域です。胃管から水を流すときなどには水中毒にも注意しなくてはなりません。それから、もしかすると集中治療に力を入れている施設では体外循環装置を用いて体温コントロールするところもあるかもしれません。ＰＣＰＳ(percutaneous cardiopulmonary support：経皮的心肺補助）で直接血液を冷却して体内に戻すわけです。ちなみに、このＰＣＰＳという呼び方は日本でしか用いないようです。先述の心肺蘇生（152頁参照）でもお話ししましたが、基本的にはＰＣＰＳに用いる体外循環装置はＥＣＭＯ （extracorporeal membrane oxygenation：体外式膜型人工肺）と呼び、心臓の補助に関わらない静脈脱血、静脈送血をするものをV‐V ECMO、補助循環を行うために静脈抜血、動脈送血をするもの（いわゆるPCPS）をV‐A ECMOと呼んでいます。膜型人工肺で心臓の補助を行うって、肺が心臓の機能を補塡しているみたいで変な感じが（僕は）しますので、PCPSのほうが実際を表しているとは思いますが、PubMedで「PCPS」と検索しても体外循環の文献はあまりヒットしないので注意して下さい。

話を戻しまして、当院でも体外循環装置を用いた体温管理は経験があります。コントロールは非常にしやすいですが、どこでもできるわけではないし、侵襲が大きいのが難点です。症例と環境を選ぶ方法ですね。

だんじり熱中症

熱中症の予防、診断、治療まで見てきましたが、当院のある岸和田では熱中症に対して災害に準じた用意をしなくてはならない場合もあります。そうです、みなさんお気づきの通り「岸和田だんじり祭」です。だんじり祭は岸和田城下やその周辺地域で1745年から続く由緒正しい祭で、五穀豊穣を祈願して行われていたものです。現在では「だんじり」と呼ばれる地車を何十人もの屈強な男達がフルスピードで走らせ、曲がり角に突っ込んで勢いよく方向転換させる「やりまわし」が祭の醍醐味となっており、毎年9月の祭の間、曳行コースの曲がり角は観光客であふれ返っています。

街は観光客であふれ返りますが、病院には患者さんがあふれ返ります。祭は炎天下の中、2日間走りっぱなしなので、行軍症候群みたいな人や、熱中症の人が大量に発生します。そして、もちろん勢いのよい「やりまわし」では事故発生は必至です……（汗）。屋根から落ちたとか、だんじりとガードレールに挟まれたとかいう重症外傷患者さんも発生します。どのくらい患者さんがいらっしゃるかというと、2010年から数年間の平均では80件程度の救急搬入があったようです。祭の2日間で80件ではありませんよ。1日で80件の救急搬入があるのです。そのほかにwalk inの患者さんもいらっしゃるので、ERはとんでもないことになってしまうわけです。

病院では、この2日間を「予定された災害」として捉えており、特別に「だんじり診療体制」を敷いて、この未曾有の事態に備えます。当院では、この日のためにラクテック®1000、通称「センテック」を準備して備えています（**図3**）。まぁ、僕らが勝手にそう呼んでいるだけですが……。熱中症患者さんがたくさんいらっしゃるので、点滴をつなぎ換えるだけでも大変です。その時間を少しでも補うために、最初から1000mLの点滴製剤を使用します（**図4**）。1000mLの輸液製剤って、医療従事者でもなかなか見たことがない人が多いのではないでしょうか？

当院ではだんじり祭のとき、来院時点での症状や、血液検査結果をもとにした独自の熱中症トリアージシ

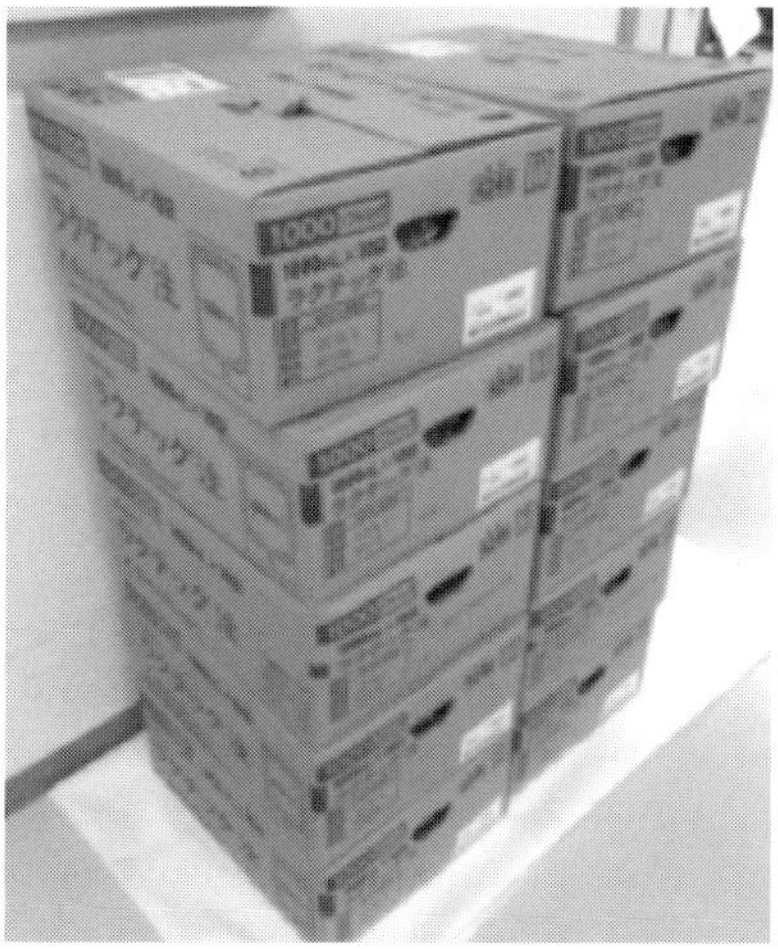

図3◉「だんじり診療体制」のために準備された大量のラクテック®

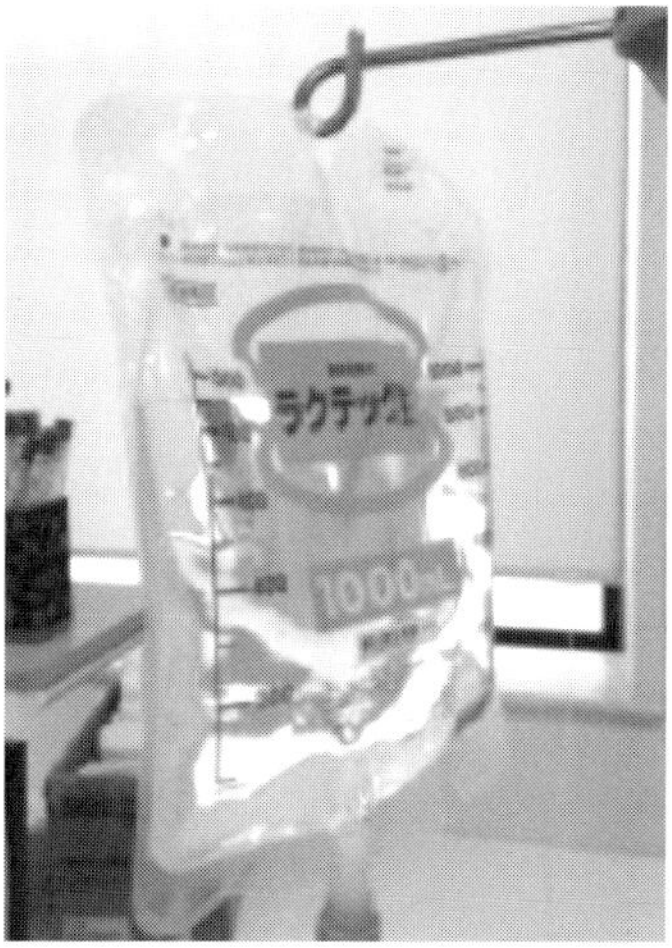

図4◉ ラクテック®注1000mL

ステムを作っています。「だんじり熱中症トリアージシステム」です。アルゴリズムに沿って軽症（歩行可能、症状は倦怠感程度、腎障害なし）、中等症（頭痛や意識消失あり、腎障害軽度）、重症（歩行不可能、腎障害あり）に分類します。そして、軽症には1000mLを点滴して帰宅、中等症には2000mLを点滴して翌日follow、重症には3000mLを点滴しつつ入院という方針を立てるのです。もちろん個別に考えなくてはならないこともありますが、この方針で何年もうまくやってきています。幸い熱中症での死者は僕の知る限りいません。ちなみに最近は祭の参加者も熱中症対策をしっかりとっているので、患者数も減っています。予防＋治療が大事です。今後もだんじり祭に限らず、熱中症で死亡したり重篤な後遺症が残ったりする人が1人でも少なくなることを願っています。

文献

(1) 日本救急医学会「熱中症に関する委員会」：熱中症診療ガイドライン 2015.2015. [http://www.mhlw.go.jp/file/06-Seisakujouhou-10800000-Iseikyoku/heatstroke2015.pdf]

(2) Misset B, et al:Crit Care Med. 2006;34(4):1087-92.

(3) Hew-Butler T, et al:Clin J Sport Med. 2015;25(4):303-20.

(4) 環境省：熱中症予防情報サイト． [http://www.wbgt.env.go.jp/doc_observation.php]

(5) Atha WF:Emerg Med Clin North Am. 2013;31(4):1097-108.

(6) Santelli J, et al:Emerg Med Pract. 2014;16(8):1-21.

(7) 織田 順，他：日救急医会誌. 2011;22(7):350-1.

(8) Casa DJ, et al:Curr Sports Med Rep. 2012;11(3):115-23.

(9) Hadad E, et al:Sports Med. 2004;34(8):501-11.

(10) Lee EJ, et al:Resuscitation. 2013;84(6):e77-8.

救急ならではの症例5 「敗血症」

敗血症って何なんだ？

「敗血症って何ですか？」という質問に適切に回答できる人って、医療従事者と言えども少数派なのではないかと思います。医療従事者の間でも認識が様々であり、一般の方には余計になじみがなく、非常にあいまいな言葉となっている敗血症。これに関しては、共通認識をすることが大事だと思うので、最初に述べておきます。現在のところ、敗血症というのは「感染に対する宿主生体反応の暴走が引き起こした、生命を脅かすような臓器不全(life-threatening organ dysfunction caused by a dysregulated host response to infection)」を指します。[1] 何らかの感染症から臓器不全を起こして、死に向かっている状態と思って頂ければよいかと思います。後に診断基準にも触れますが、敗血症となると死亡率は10％、さらに循環不全を伴うような病態となれば死亡率は40％とされます。予防、早期発見、適切な介入により、この死亡率は下げられると考えられており、世間への浸透具合とは裏腹に、僕らはこの病態を非常に重要だと思って診療に当たっています。敗血症は対応する診療科を決めにくかったり、重症病態であったりという背景から、これぞ救急という疾患かと僕は考えます。

敗血症診断の歴史

さて、それでは敗血症について考えましょう。血が敗けるということで、この病名をつけた人はなかなかすごいセンスをしているなと思います。英語名では「sepsis」と書き、セプシスと言います。たまに「ゼプッた」とか「ゼプる」と言う人がいるかもしれませんが、ドイツ語読みではゼプシスとなるので、よくドイツ語を用いていた頃の名残りでしょう。僕は、この言い方はバカっぽいのであまり好きではありません。好き嫌いの問題なので、使いたい人は使って頂いて一向に構わないのですが。

sepsisの語源はギリシア語で崩壊や腐敗を表すseptikosからなるようです。明確に敗血症が定義されたのは20世紀になってからで、1914年にSchottmüllerが「細菌の血流感染による侵襲」を「septicemia」と定義しました。(2)

これは現在でいうところの菌血症：bacteremiaに当たります。この病態のほうが「血が敗けている」感じがするのですが、必ずしも菌血症を起こさなくても重症病態となることがあり、sepsisなのかbacteremia

表1 ● SIRS：systemic inflammatory response syndromeスコア

呼吸	呼吸数＞20回/分　もしくは　$PaCO_2$＜32mmHg
脈拍	脈拍数＞90回/分
体温	体温＜36℃　もしくは　38℃＜体温
白血球	白血球数＞12,000/mm^3　もしくは　白血球数＜4,000/mm^3 または　幼若白血球＞10％

（文献4より引用）

なのかということで混乱が続きます。この後、１９８９年にBoneらがsepsis syndromeという概念を提唱したことで現在のsepsisの概念に近づきます[3]。

その後、１９９１年に米国の集中治療医らにより「感染による全身性炎症反応症候群(systemic inflammatory response syndrome：ＳＩＲＳ)」が提唱され、sepsisは「感染によって発症したＳＩＲＳ」と定義されました(sepsis-1)。このときの診断基準は、感染症を背景に、「ＳＩＲＳを2項目以上満たすもの」とされています(**表1**)。そして、重症の敗血症をsevere sepsis、循環不全を伴う敗血症をseptic shockと定義しました[4]。

しかしこの診断基準は、感度は高いが特異度が低いといった問題がよく指摘されました。確かにインフルエンザでも容易にこの基準を満たしてしまいます。呼吸が荒く体温が高ければ基準を満たすのです。これでは一億総敗血症状態です。敗血症は全身で炎症反応が起こっていると考えられていたはずなのに、軽症を拾い上げすぎてしまうと診断基準としては問題です。そういうわけで、２００１年に米国や欧州の専門家も交えて新たな診断基準が作成されます。今度は敗血症を「感染による全身症状を伴った症候」とし、さらに

24項目からなる詳細な診断基準（sepsis-2）が作成されました（**表2**）[5]。

どうですかね、この診断基準。まず覚えられません……。そして、この項目をいくつ満たすと敗血症なのかという明確な基準もありませんでした。さらに診断の感度・特異度は1991年の診断基準（sepsis-1）とあまり変わらないといった指摘もあり、結局ＳＩＲＳスコアが用いられてきたのです。[6] こうして敗血症＝炎症という概念が、臨床の場や研究においても共有されてきました。ただし、ＳＩＲＳスコアを満たさないまま重症敗血症の様相を呈するような人もおり、なかなか単純な病態ではないというのが現場の認識でした。

時が過ぎ、細胞生物学や免疫、生化学の分野での研究が進み、敗血症のときに体内で何が起こっているのかということが徐々にわかってきました。病原体を認識することで様々な分子が発現して臓器障害に陥るまでの詳細が判明し、また体に侵襲が加わったときには炎症のみではなく、免疫抑制反応が起こっていることもわかってきました。[7]

こうして、炎症よりも臓器障害に焦点を当てて、２０１６年に新たな敗血症の定義と診断基準が作成されました（sepsis-3・**表3**）[8]。この基準を満たすと死亡率は10％、敗血症性ショックの基準を満たすと死亡率は40％とされます。かつて重症敗血症とされていたものを敗血症と呼ぶようになったのです。[8]

表2 ◉ sepsis-2の診断基準

全身的指標
発熱（深部温＞38℃）
低体温（深部温＜36℃）
心拍数（＞90/min、または年齢の基準値よりも＞2SD：標準偏差）
頻呼吸（＞20/min）
精神状態の変化
著明な浮腫または体液増加（24時間で＞20mL/kg）
高血糖（血糖値＞120mg/dL、ただし非糖尿病患者）
炎症反応の指標
白血球増多（WBC＞12,000/μL）
白血球減少（WBC＜4,000/μL）
白血球数正常で未熟型白血球＞10%
CRP（＞2.0mg/dL*）
PCT（＞0.5ng/mL、重症敗血症＞2.0ng/mL）
IL-6（重症敗血症＞1,000pg/mL*）
循環動態の指標
低血圧（成人では収縮期血圧＜90mmHgもしくは平均血圧＜70mmHg、または収縮期血圧40mmHg以上の低下、小児では年齢基準値よりも2SD以上の低下）
臓器障害の指標
低酸素血症（PaO_2/FiO_2＜300）
急な尿量減少（尿量＜0.5mL/kg/hr）
Creの上昇（＞0.5mg/dL）
凝固異常（PT-INR＞1.5またはAPTT＞60秒）
イレウス（腸蠕動音の消失）
血小板数減少（＜100,000/μL）
高ビリルビン血症（T-Bil＞4mg/dL）
臓器灌流の指標
高乳酸血症（＞2mmol/L）
毛細血管再充満時間の延長、またはまだらな皮膚

*参考値：測定法により異なる
APTT：activated partial thromboplastin time、Cre：creatinine、IL：interleukin、PCT：procalcitonin、PT-INR：prothrombin time-international normalized ratio、SD：standard deviation、T-Bil：total bilirubin

（文献5より引用）

表3 ◉ sepsis- 3

sepsis (敗血症)	
定義	感染に対する宿主生体反応の暴走が引き起こした、生命を脅かすような臓器不全
診断基準	感染が疑われ、SOFAスコアが2点以上増加したもの
septic shock (敗血症性ショック)	
定義	sepsisのうち、実質的に死亡率を上昇させるほどの循環、細胞、代謝の異常を呈するもの
診断基準	十分な輸液負荷にもかかわらず、平均動脈圧65mmHg以上を維持するために血管作動薬を必要とし、かつ血清乳酸値が2mmol/Lを超えるもの

(文献8より引用)

ＳＯＦＡが2点以上と言われてもピンとこないかもしれません。ＳＯＦＡ：sequential (sepsis-related) organ failure assessmentは、多臓器不全の重症度を判定するために開発されたスコアリングシステムです（**表4**）[9]。

ＳＯＦＡスコアは主に集中治療室で用いられるスコアリングですから、一般病棟や救急外来、病院外などでは敗血症を疑うきっかけが欲しいところです。そこで、sepsis-3では敗血症を疑うためのスコアとしてquick ＳＯＦＡ（qＳＯＦＡ）というものが作られました。

このスコアリングシステムは、とにかく死亡率が高い患者を拾い上げようという視点で作成されています。集中治療室という環境以外においては、感染症が疑われる患者で、「ＧＣＳ（glasgow coma scale）13未満」「収縮期血圧１００mmHg以下」「呼吸数22／分以上」の3項目のうち2項目以上を満たす場合に、ＳＯＦＡスコアより優れた予測死亡率を示す

表4 ◉ SOFA score

	0	1	2	3	4
呼吸 PaO_2/FiO_2	>400	≦400	≦300	≦200 人工呼吸	≦100 人工呼吸
凝固 血小板数 (×1,000/μL)	>150	≦150	≦100	≦50	≦20
肝臓 ビリルビン値 (mg/dL)	<1.2	1.2〜1.9	2.0〜5.9	6.0〜11.9	>12.0
心血管系 血圧と循環作動薬	低血圧なし	MAP<70mmHg	DOA ≦5μg/kg/分 or DOB	DOA>5 or AD≦0.1 or NAD≦0.1	DOA>15 or AD>0.1 or NAD>0.1
中枢神経系 GCS	15	13〜14	10〜12	6〜9	<6
腎臓 クレアチニン値(mg/dL) 尿量	<1.2	1.2〜1.9	2.0〜3.4	3.5〜4.9 or <500mL/日	>5.0 or <200mL/日

(文献9より引用)

ことがわかり、それがqSOFAのもとになりました。[10]

GCS15未満としても、院外、救急、一般病棟患者では予測死亡率の検出に優れていたので、よりわかりやすく「GCS15未満」を「意識の変容」としてqSOFAとしました。というわけでqSOFAは、集中治療室以外の場において「意識の変容＝GCS15未満」「収縮期血圧100mmHg以下」「呼吸数22／分以上」のうち2項目を満たすかどうかを判断します。

臨床現場では、まず感染症の疑いを持つことが大事になります。でもこれって結構ハードルが高いものです。例えば、「感染＝発熱」だと思っていると感染症を見逃します。ステロイドや鎮痛薬などを飲んでいる場合や、糖尿病があったり高齢だったりすると発熱しないこともありますし、あまりに重症だと発熱できないこともあります。ある程度急性の変化がある場合には常々、感染症を積極的に疑っていかねばなりません。何かしら感染症を疑うきっかけがあったなら、qＳＯＦＡの出番です。スコアの中でも、僕は特に呼吸数についてはよく観察すべきだと当院の研修医にも述べています。血圧や脈拍、経皮的動脈血酸素飽和度（SpO_2）などは機械が測定してくれますが、呼吸数は常日頃から気にしていないと見逃してしまいます。呼吸が早い人は何かおかしなことが起こっていると考えて下さい。qＳＯＦＡにもＳＩＲＳにも呼吸数の項目があることは重要視すべきです。

qＳＯＦＡを用いて敗血症を疑ったら、今後臓器障害をきたすかもしれないということで、全身状態を把握するため、すなわちＳＯＦＡスコアをつけるために諸検査を行います。身体診察および動脈血液ガス、一般血液検査を行ってＳＯＦＡスコアが2点以上になっていた場合は、迅速な対応が求められます。

敗血症の治療

さて、診断をきちんとしたところで、治療をしなくては患者さんを助けられません。敗血症の治療は大きく2つの柱からなります。①感染症治療と、②全身管理です。

感染症治療は、感染源の特定と適切な治療薬の投与が何より重要です。時には膿がたまっていてドレナージしなくてはならないこともありますし、感染で壊死してしまった組織を切除しなくてはならないこともあります。どこの臓器に感染しているかもわからない状況で感染臓器を探さなければなりませんので、これに関しては臓器特異的な専門科よりは、横断的に対応する救急科や総合診療科など、ジェネラリストの腕の見せどころです。冒頭で敗血症は対応する診療科を決めにくいと述べたのはこういうことです。

感染源の特定は迅速かつ網羅的な身体診察と、必要十分な検査の選択により行われます。肺炎や尿路感染症などの頻度の高いものから疑うプロセスと、主訴や身体所見から当該臓器を特定するプロセスの両方を同時に行っているような気がします。敗血症が疑われたら、必ず血液培養を2セット採取し、感染頻度の高い痰と尿の培養検体も採取するように心がけつつ、感染が疑われる臓器があればそこからも培養検体を確保します。できる限りグラム染色で原因菌の特定をして抗菌薬を選択するのが望ましいと考えますが、特定できない状況、抗菌薬を外したら生命維持に関わるといった状況では、様々な病原体をカバーする治療を始めざるをえないこともあります。ただ同定する努力をし続けることで、耐性菌の可能性をどこまで考慮しなくてはならないか、疑う標的臓器においてどんな病原体をカバーすればよいのかというデータが蓄積されてくるということもあると思います。適切な感染症治療をめざし続けているので、救急医は院内の細菌検査室のスタッフや感染症科のスタッフと仲良しのはずです。

次に2つ目の柱となる全身管理ですが、これは救急医がいつも大事にしている、気道、呼吸、循環の維持をはじめとした、様々な臓器の機能を維持できるようなサポートを行っていくものです。全身管理は大きく①呼吸系、②循環系、③代謝、④神経（鎮静・鎮痛）、⑤栄養、にわけてコントロールしていくことになります。この本の目的はみなさんに全身管理ができるようになって頂くことではないので、興味を持って頂ける程度に、それぞれどのようなことをしているかということを書いていきます。

①呼吸系

基本的には酸素を吸って二酸化炭素を吐き出すといった基本的な呼吸機能の担保を行います。何はなくとも気道。解剖学的な閉塞があったり、痰が多くて頻回の吸痰をしなくてはならなかったりといった場合には、確実な気道確保を行わなくてはなりません。一般的には気管挿管ですね。そして、気道が担保された状態で、しっかり呼吸が行われているかということを評価します。この際に必ず僕たちは動脈血液ガスを評価します。

酸素濃度を高く保ちたいのであれば、もちろんSpO_2をモニタリングしていればいいのです。ただし、呼吸の管理はそう単純なものではありません。大体の場合、リアルタイムな動脈圧を管理したいのと、頻回に血液ガスの評価をしなくてはならないことから動脈ラインの確保をします。これをしないと1日に何回もプスプス動脈を刺される羽目になります。動脈穿刺は静脈穿刺の何倍も痛いのです……。

話を戻して、動脈血液ガスからは、pH、酸素分圧、二酸化炭素分圧、重炭酸イオン濃度と余剰塩基が読み取れるので、平たく言うと、体が酸性に傾いているのか、塩基性に傾いているのかということがわかります。人間の酸塩基平衡は二酸化炭素と重炭酸イオンのバランスで成り立っています。たとえば酸素が足りなくて、無酸素運動をして乳酸が蓄積したら、体は酸性に傾きます（アシドーシス）。それではいかんということで、呼吸を早めて二酸化炭素を吐き出すことにより、無理やり塩基性に傾けてバランスを取ります（アルカローシス）。多くの場合、集中治療室では人工呼吸器を用いて管理を行うこととなりますが、酸塩基のバランスを見ながら、どのくらいの呼吸回数で、どのくらいの換気量で、どのくらいの圧をかけて肺を膨らませると体に負担がかからないかということを考えて調節しています。また人工呼吸の良いところは、調節がきくだけでなく、呼吸する筋肉を休ませてあげることで、体の負担を取り除けるところにもあります。

敗血症においては、極力全身のエネルギー消費を抑えたいので、人工呼吸器で呼吸のサポートを行います。そして敗血症では末梢循環不全のために乳酸がたまり、アシドーシスが起こります。そのため、比較的換気回数を高く保ち、体の酸塩基バランスを整えつつ管理することとなります。さらに、炎症に伴って、または肺炎や心不全が悪化して肺胞が水浸しになることがあるので、そういった場合にはPEP（positive end expiratory pressure：呼気終末陽圧）を調節して、肺胞が膨らみやすくなるように管理したりもします。圧力をかけすぎると循環動態に影響したり、換気量が変動したりしますし、かけないと肺は膨らまないということでジレンマに立たされることもありますが、患者さんの状態を見ながらじわじわと調節していく作業が集中治療だと思っています。

②循環系

基本的なゴールは血液が全身をしっかり循環してくれて、酸素が必要なだけ組織に行き渡る状況です。そのためには血圧を保たねばならないし、血圧を保つためには心拍数、心拍出量、心拍出力、血管収縮のコントロールをしなくてはなりません。また酸素を運搬するための赤血球も管理しなくてはなりません。様々なデバイスを用いて、それぞれのパラメータが適切かどうかを判断していきます。

心拍数は心電図モニターや動脈ラインの動脈圧波形を見て判断します。頻脈や徐脈があれば薬剤や電気治療も用いてコントロールします。心拍出量や心拍出力の判断はなかなか難しいですが、最近は動脈圧波形の分析からおよその値を計算してくれるデバイス（PiCCO®やFlo Trac™）が登場し、簡便に測定できるようになりました。これらや心臓超音波検査の結果をもとに、点滴で輸液を行ったり、カテコラミンなどの循環作動薬を用いてサポートをします。輸血については議論のあるところですが、あまりに貧血がひどいと酸素の運搬がそもそもできなくなってしまいますので、必要に応じて輸血が検討されることもあります。

循環が維持されているかどうかの判定は、これらのパラメータの改善を見るのも1つですし、尿量で判定するのも古典的かつ有用な方法です。時間当たりの尿量を測定するために尿道カテーテルを入れます。やられる側にはなりたくないことのひとつですが、これはどうしようもありません。尿測定しつつ、どうしても尿が確保できないときには、利尿薬を用いて尿を出すこともあります。適切なvolume管理のためには、出すことも大切です。

敗血症では当初、炎症に伴い血管が拡張して相対的にvolume不足になりますが、病状が進行すると血管透過性亢進により血管外に水が漏れ出して本当にvolume不足になります。血管が拡張しているなら血管作動薬で血管を締めればよいし、絶対的にvolumeが不足しているなら補えばよいわけです。この辺を見きわめながら管理していきます。

③代謝

代謝というのは、外界から取り入れた無機物や有機物を素材に行う一連の合成や化学反応をさします。広く体全体で行われる反応なので評価が難しいですが、主に肝臓、腎臓、内分泌の機能や電解質が破綻していないかということに着目しています。肝臓のサポートというのは非常に難しいものですが、例えば腎臓の機能が落ちており、体内の老廃物をきちんと排泄できなかったり、電解質の調整がうまくできなくなっていたりするようであれば、利尿薬の使用や輸液でのサポートを試みます。それでもダメな場合は透析を導入して腎機能を助けることもあります。慢性腎不全で導入する維持透析と異なり、一時的に中心静脈に挿入したカテーテルから透析を行うこととなります。もちろん腎機能が改善すれば離脱することを前提にしています。そのほか、糖代謝にも着目し、必要に応じてインスリンでの血糖管理や、内分泌の異常がないかということにも目を光らせながら管理していきます。

④神経（鎮静・鎮痛）

頭蓋内圧を微妙に調整しなくてはならない場合や、そもそも神経系疾患である場合にはそちらの管理を頑張らないといけないわけですが、一般的には全身管理においては意識状態を把握し、適切な鎮静・鎮痛管理を行っていくのが目標となります。鎮静がしっかりできていないと、不適切な睡眠となったり、疲労が蓄積したり、せん妄が出現したり、興奮から心筋酸素消費量が増大することになったり、良いことがありません。また逆に過鎮静になると、呼吸抑制や咳反射の抑制から肺炎を招くこととなってしまいます。特に人工呼吸中で気管挿管されていたり、手術や処置で侵襲が加わったりしている状況では、鎮痛も積極的に行っていかなければ精神的に落ち着くものも落ち着かないので、適切な鎮静・鎮痛と、そのための意識状態の把握というのは非常に重要です。基本姿勢として、鎮痛は十分、鎮静は必要最小限というのが原則かと思います。近年は鎮静薬の過量投与が原因と考えられる死亡事故も散見されますので、これからは患者さんの侵襲や精神状態、意識状態に応じた、適切な薬剤使用がさらに求められていくのではないかと考えます。本人が苦痛なくしっかりコミュニケーションが取れる状態で管理できれば、早期のリハビリテーションにつながりますし、合併症の軽減も期待できます。

意識の具体的な評価方法としては、普段、僕らはＩＣＵでもＧＣＳを用いて意識レベルを評価するほか、ＲＡＳＳ（richmond agitation-sedation scale）（**表5**）[11]を用いて不穏や鎮静の度合いを評価しています。一方、疼痛の評価は非常に難しいです。よくあるのは、無痛（0点）から耐え難い疼痛（10点）までのうち、どの程度の疼痛かを患者さんに教えてもらう方法や、表情で疼痛の具合を判断する方法などです。ただ、意識障害があったり鎮静していたりということで評価が困難なことも多々あります。一応、患者さんの行動を参考に疼痛レベルを判断するＣＰＯＴ（critical-care pain observation tool）（**表6**）[12]というものもあります。ＣＰＯＴ＞2点で強い疼痛が予測されます。挿管している場合でも、していない場合でも使用できるので使いやすいですが、覚えるのは大変です。ただ、このスコアリングシステムは日本集中治療医学会が作成

表5 ◉ RASS (richmond agitation-sedation scale)

スコア	用語	説明
+4	好戦的	明らかに好戦的、暴力的、職員に直接的な危険がある
+3	高度不穏	チューブやカテーテルを引っ張る、抜去する、職員に攻撃的な態度
+2	不穏	頻回の無目的な動き、人工呼吸との不同期
+1	落ち着きがない	不安そうだが攻撃的な動きはない
0	覚醒している	落ち着いている
-1	うとうと	完全に覚醒してはいないが、呼びかけで10秒以上視線を合わせることができる
-2	軽度鎮静	呼びかけで視線が合うが、10秒以上持続できない
-3	中等度鎮静	呼びかけに体動があるが視線が合わない
-4	深い鎮静	呼びかけに反応しないが、物理的刺激には体動がある
-5	応答なし	呼びかけあるいは物理的刺激に反応なし

(文献11より引用)

した「日本版・集中治療室における成人重症患者に対する痛み・不穏・せん妄管理のための臨床ガイドライン」[13]の中でも推奨されていますので、ぜひ頭のどこかに置いておいて下さい。

⑤栄養

敗血症ではサイトカインなどの炎症性メディエーターが代謝変動を起こし、異化(蛋白質を分解してエネルギー化すること)が亢進します。重症病態では自分で食事を摂ることが困難となりますが、栄養障害が進むと免疫をはじめとした生体機能が低下し、易感染性を招き、感染率上昇や死亡率上昇といった望まないアウトカムにつながります。[14]

表6 ◉ CPOT (critical-care pain observation tool)

<table>
<tr><th>指　標</th><th colspan="2">状　態</th><th>点数</th></tr>
<tr><td rowspan="3">表情</td><td colspan="2">リラックスした中立的な表情（緊張なし）</td><td>0</td></tr>
<tr><td colspan="2">眉間に皺を寄せる、眉をひそめる、目がきつくなる、鼻に皺を寄せる</td><td>1</td></tr>
<tr><td colspan="2">すべての上記の表情に加えて、眼瞼が固く閉じられている</td><td>2</td></tr>
<tr><td rowspan="3">体動</td><td colspan="2">体動がまったくない（無痛であることを必ずしも意味しない）</td><td>0</td></tr>
<tr><td colspan="2">ゆっくりとした注意深い動き、痛い場所を触る・さする、動きを通じて注意をひこうとする</td><td>1</td></tr>
<tr><td colspan="2">チューブを引っ張る、座ろうとする、四肢を動かす、指示に従わない、スタッフを打つ、ベッドから出ようとする</td><td>2</td></tr>
<tr><td rowspan="3">筋緊張（上肢の受動運動による評価）</td><td colspan="2">受動運動に抵抗なし</td><td>0</td></tr>
<tr><td colspan="2">受動運動に抵抗あり</td><td>1</td></tr>
<tr><td colspan="2">受動運動に強い抵抗があり、完遂することができない</td><td>2</td></tr>
<tr><td rowspan="6">人工呼吸器への同期もしくは挿管していない場合の発声</td><td rowspan="3">挿管患者</td><td>警報発生なし、容易に換気</td><td>0</td></tr>
<tr><td>警報は自然にとまる</td><td>1</td></tr>
<tr><td>同期せず：呼吸停止、警報が頻繁に作動</td><td>2</td></tr>
<tr><td rowspan="3">非挿管患者</td><td>通常の調子で話すか何も言わない</td><td>0</td></tr>
<tr><td>ため息、うめき</td><td>1</td></tr>
<tr><td>泣き叫ぶ、咽び泣く</td><td>2</td></tr>
<tr><td colspan="3">点数の範囲</td><td>0〜8</td></tr>
</table>

（文献 12 より引用）

近年、早期の経腸栄養は免疫の維持・向上に寄与すると考えられており、24時間以内の経腸栄養開始で、死亡率の低下や感染性合併症低下につながることが示唆されています。[15]

では、どんどん栄養を負荷すればよいかというと、そういうわけでもありません。以前はどんどんエネルギーを、ということで高エネルギー投与をしていたのですが、それでも筋肉は落ちるし、エネルギー投与により逆に代謝負荷をかけたり血糖コントロールが難しくなったりで、予後が悪化するのではないかと言われるようになりました。必要十分な栄養投与がもちろん望ましいのですが、侵襲によりどのくらいのエネルギー消費が起こっているか把握するのは難しく、最適なカロリー数の設定は今後も課題になっています。トレンドとしては、「少なめのエネルギー投与を早期に！」ということで、当院でもなるべく早く胃管を挿入して栄養開始できるように心がけています。

早く栄養を、とは言っても、高侵襲下で内因性カテコラミンが出ているような状況では腸管も動かなくなります。この状態で栄養を開始するのはなかなか勇気がいるものです。ただ、よく考えてみれば何リットルもの消化液が日々産生されて腸管に吸収されているわけです。腸閉塞があるとか、腸管が拡張してしまっているというような、よほどの場合を除けば、一気に大量の液体を消化管に入れない限り、腸管が動いているかどうかはあまり問題にはなりません。栄養ポンプを用いて少量ずつ持続投与を行い、都度、胃内の残渣を確かめながら投与すればさらに安全です。近年、様々な施設で早期経腸栄養開始プロトコルが作成され、重症患者にもできる限り迅速に経腸栄養が安全に開始でき、予後改善につなげられるようにする取り組みがなされています。当院でも遅ればせながら、こうしたプロトコルの作成をしています。救急医は院内の栄養科ともタッグを組んで治療に当たるのです。

敗血症総括

というわけで、感染症治療と全身管理を同時進行で行い、院内の各部署と協力しながら総力を結集して立ち向かうのが敗血症です。これだけ頑張っても前述の通り高い死亡率となっています。多くの救急医がこれをなんとかしたいと考えており、世界中で敗血症撲滅運動みたいなものが起こっています。敗血症は重症化してからではどうしようもなくなってしまう場合もあり、また治療後のアフターケアも万全を期さなくては社会復帰につなげられません。日本集中治療医学会では、「予防」「早期発見」「感染症治療」「全身管理」「リハビリテーション」を敗血症対策に必要な5つの大きな柱とし、敗血症の啓発運動を行っています。また国際的にはGlobal Sepsis Alliance（GSA）という組織が立ち上げられており、世界規模で連携しながら、敗血症対策をしていこうという動きもあります。9月13日を世界敗血症デーとして、世界規模での啓発を行いつつ、2020年までに以下の5つの目標を達成しようと活動しています。

1. 感染症の予防対策により敗血症の発症率を20％低下させます
2. 敗血症の早期発見と治療体制の確立により救命率を10％改善させます
3. 世界中で、適切なリハビリテーションを受けられるようにします
4. 一般市民と医療従事者の敗血症に対する理解と認知度を高めます
5. 敗血症を予防・治療することによる社会的な効果を評価します

実はこの敗血症の啓発運動には、日本集中治療医学会のGSA委員会のメンバーとして僕も携わらせて頂いております。「敗血症.com」というウェブサイト[16]を通して、医療従事者だけでなく、広く一般に敗血症の知識が広まり、敗血症で苦しむ人が少しでも減るようにという活動もしていますので、ぜひご覧頂き、また身近な人と共有して頂ければうれしいです。

救急ならではの症例

いろいろ大変なこともありますが、とてもやりがいのある病態と向き合うことも多く、救急って本当に面

白いと思います。何らかに興味を持ってもらい、一緒にやってみようかなという気になって頂けたなら、これほど喜ばしいことはないです。興味がわかなかったら、たぶん僕の伝え方が悪かったのでしょう（泣）。

文献

（1）Singer M, et al:JAMA. 2016;315(8):801-10.
（2）Budelmann G:Internist(Berl). 1969;10(3):92-101.
（3）Bone RC, et al:Crit Care Med. 1989;17(5):389-93.
（4）No authors listed:Crit Care Med. 1992;20(6):864-74.
（5）Levy MM, et al:Crit Care Med. 2003;31(4):1250-6.
（6）Kaukonen KM, et al:N Engl J Med. 2015;372(17):1629-38.
（7）Gentile LF, et al:J Trauma Acute Care Surg. 2012;72(6):1491-501.
（8）Singer M, et al:JAMA. 2016;315(8):801-10.
（9）Vincent JL, et al:Intensive Care Med. 1996;22(7):707-10.
（10）Seymour CW, et al:JAMA. 2016;315(8):762-74.
（11）Sessler CN, et al:Am J Respir Crit Care Med. 2002;166(10):1338-44.
（12）Gélinas C, et al:Am J Crit Care. 2006;15(4):420-7.

(13)日本集中治療医学会J-PADガイドライン作成委員会：日本版・集中治療室における成人重症患者に対する痛み・不穏・せん妄管理のための臨床ガイドライン．日集中医誌 2014;21:539-79.
(14)Ali NA, et al:Am J Respir Crit Care Med. 2008;178(3):261-8.
(15)Doig GS, et al:Intensive Care Med. 2009;35(12):2018-27.
(16)日本集中治療医学会：敗血症情報サイト「敗血症.com」．[http://敗血症.com/index.html]

おわりに

救急医は奇跡を起こすわけではなく、死者を蘇らせることはできません。ただひたすらにpreventable death（防ぎえた死）をいかに防ぐかということを考えて日々仕事をしています。自身の能力を磨いたり、他者との連携を強めたり、社会の制度を考えたり。すべての歯車がうまく噛み合って初めて救える命もあります。というかあるはずだと思っています。しかし自分自身まだまだ若手で、できることは限られている状況です。このような経験の浅い若手救急医に、書籍を出版する機会を与えて下さった日本医事新報社のみなさま、特に担当の磯辺栄吉郎氏には感謝するばかりです。この世界に興味を持ってくれた何人かが、同じ道で頑張ろうと思ってくれて、日本の救急医療のレベルアップにつながれば、これほどうれしいことはありません。

なるべく、ありのままの救急医の姿を伝えられたらと思って文章を紡いだつもりですが、視野が狭かったり、表現が稚拙であったりで、伝えきれなかった部分もあるかもしれません。もしそれでも興味を持って頂けたなら、ぜひ周囲の救急医からも改めていろいろな話を聞いてみてほしいと思います。特にこれから医学部に進もうと思っている方、医学生で将来の道を悩んでいる方、初期研修医でこれからの専門分野をどこに持って行こうか考えている方。仲間は多いほうがよいです。多くの仲間に支えられ、多くの先輩に導かれて今の自分があります。これからの自分は、多くの後輩とともにありたいと願っています。一緒にやりたい人はいつでも入部届けを待っています。

最後になりましたが、岸和田徳洲会病院のみなさま、福岡徳洲会病院のみなさまには特別な感謝を述べたいと思います。温かく見守りつつご指導頂いていること、大変ありがたく思っております。EM Allianceの仲間をはじめとした救急医療に関わるすべてのみなさまにも感謝しつつ、また明日から頑張りたいと思います。

Ｖｉｖａ ＥＲ!!

２０１７年10月　薬師寺泰匡

著者略歴

薬師寺 泰匡（やくしじ ひろまさ）

岸和田徳洲会病院救命救急センター　医長

資格・専門医：日本救急医学会救急科専門医、日本旅行医学会認定医、JATEC™インストラクター、他
所属学会：日本集中治療医学会、日本外傷学会、日本臨床救急医学会、日本中毒学会、他
EM Alliance（ER診療を日本に広める若手救急医の団体）の教育・meeting担当として若手救急医をリード
ブログ「@ER × ICU」で救急医の日常を発信中
日経メディカルオンラインでコラム「薬師寺泰匡の だから救急はおもしろいんよ」連載中

昭和57年8月24日、代々続く医師の家系に生まれる。中学校で吹奏楽部に所属しサクソフォーンを担当。県代表となったことから音楽にのめり込み、高校でも吹奏楽をやりたいと思うが、家から離れたところへ通学するのが面倒になり岡山県立総社南高校へ進学。当初、音楽大学へ進むべく普通科音楽コースで勉強するが、進学先について親族・学校教諭などの反対にあい、特に近所のおばさんからの猛烈な批判に耐えかねて、高校3年生の10月に音楽大学への夢を諦め医学部へ進学することになる。

酒と魚と空気と水がおいしい本州のどこかにいきたいと考え、富山医科薬科大学医学部医学科に入学（受験の面接で志望理由を聞かれた際には「酒と魚と空気と水が美味しいと聞いたので…」と素直に答えている）。吹奏楽部がなかったので管弦楽団に入団してチェロを始める。以後指揮者、チェロ首席を歴任。また水泳部にも所属し、最終的に毎日1万m練習するほどの成長を遂げ、全国国公立大学選手権にも出場。さらに軽音楽部にも所属し、東京スカパラダイスオーケストラのコピーバンドでサクソフォーンを担当。ライブ活動なども行っていた。

平成21年3月　富山医科薬科大学医学部医学科を卒業。自身と同じく管弦楽団と水泳部を兼部していた先輩に誘われるがまま大阪へ。

平成21年4月　岸和田徳洲会病院で初期臨床研修開始。

平成23年3月　同研修を修了。初期研修で救急医療に携わる中、救急搬送時の搬送先選定に難渋する事態が多いことを目の当たりにし、北米型ERシステムに傾倒。徳洲会グループでいち早くシステムを立ち上げていた福岡徳洲会病院で救急の勉強をしようと考える。

平成23年4月　福岡徳洲会病院ERで救急科専修開始。EM Allianceでの活動を通して、日本におけるER診療の質向上のために日々活動。その後、岸和田徳洲会病院が救命救急センターに認定されたことを受けて、同病院で集中治療にも従事しないかと何度も酒をご馳走になり、大阪に戻ることになる。

平成25年8月　岸和田徳洲会病院救命救急センターに就任。

平成27年4月　救急科医長就任をもって現職。得意分野はER診療、中毒、敗血症。現在は研修委員長として院内での研修医教育にも携わっている。

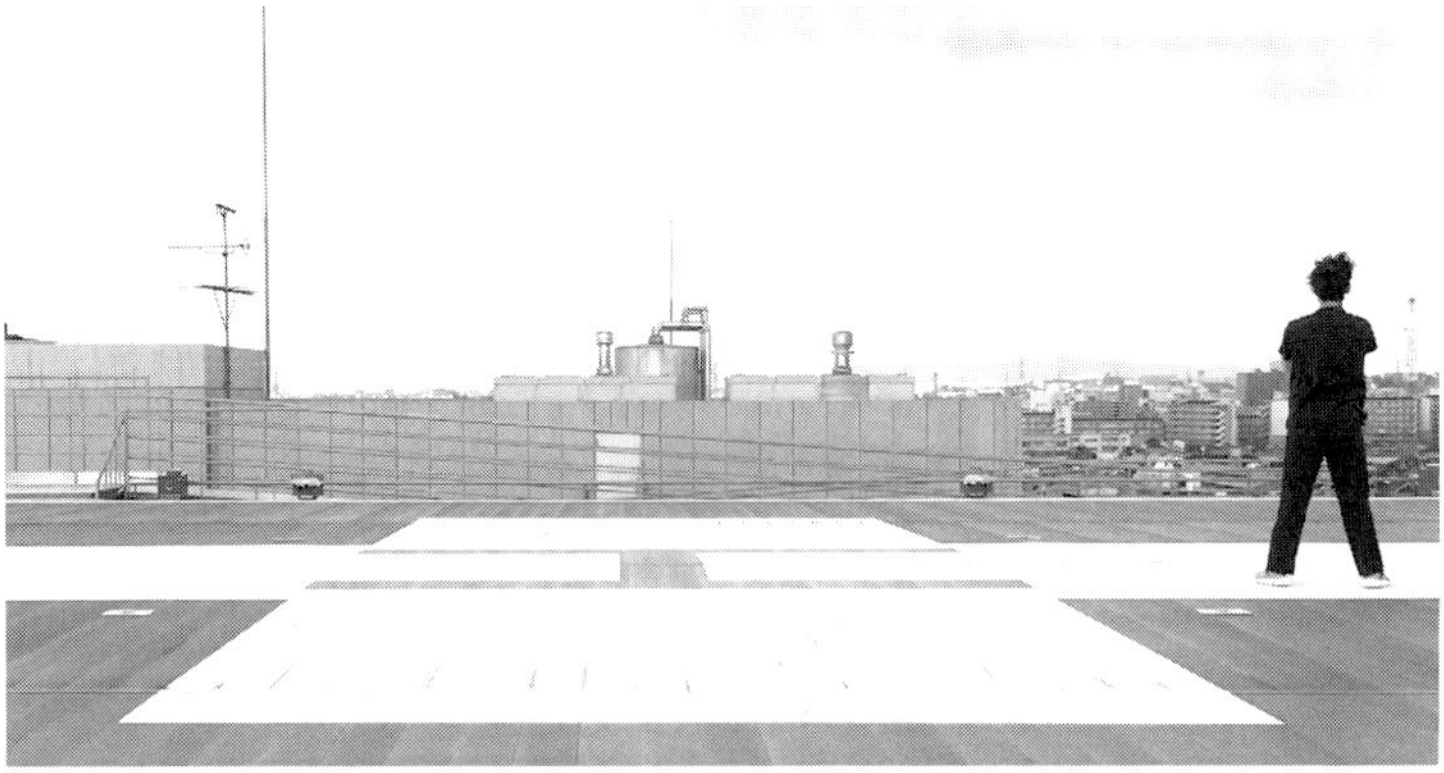

@ER×ICU めざせギラギラ救急医

定価（本体2,700円＋税）

2017年11月15日　第1版

著　者　薬師寺泰匡
発行者　梅澤俊彦
発行所　日本医事新報社　www.jmedj.co.jp
〒101-8718　東京都千代田区神田駿河台2-9
電話　(販売) 03-3292-1555
(編集) 03-3292-1557
振替口座　00100-3-25171
印　刷　日経印刷株式会社

ISBN978-4-7849-4718-8 C3047 ¥2700E